技を育む

精神医学の知と技
Knowledge and Arts of Psychiatry

神田橋條治●*Joji Kandabashi*

中山書店

技を育む

はじめに

「知」も「技」も、その基軸は文字に馴染みません。新明解は「知とは、情勢の変化に応じて的確に判断・処理できる、頭の働き。知恵」と定義します。知の基軸は働きなのです。働きは記述できません。できるのは、働きの成果である「広義の知識」すなわち、知の足跡です。ただし、その足跡を取りまとめて一つの構築物を作る作業には、記述者の知の働きが具象化されます。本シリーズの意図はそのあたりにもあるのでしょう。

「技」については、同じ事情が倍加します。天平の匠の技の成果である法隆寺から技を読み取るのは、同等の技の水準に到達していてはじめて可能です。

さらに、技は個々人の心身全体と溶け合ってしまう性質があるので、イメージとして同じ技を行っているつもりでも、その成果は随分異なったものとなります。「芸は一代」とはその意です。ましてや、記述で伝えるなど不可能でしょう。イチローが打撃の教本を書いても、第二のイチローが出現する気遣いはありません。

もともと技は、天狗に授かったみたいに、一足とびに出現するものではありません。途切れること無い試行錯誤とそれを支える夢とが、紆余曲折の果てに生み出したものです。「技を育む」

とはその意です。その彷徨の様子を記述しておけば、「わが心身一代の芸」の育成を夢見ている若き技術者へのヒントとして、足跡を遺すことになるだろうと考えます。

そうした意図でお話ししますが、題材となる技の多くは、すでにボクの他の著書に紹介済みのものですから、重複してしまいます。お許しください。

神田橋條治

平成二三年春

技を育む　目次

技を育む

本文イラスト　伊藤維子

第一章　知と技を巡って

一　「と」

「と」は不思議な助詞です。単に二つのものを並べてつないでいるだけではありません。二つのものの関係について連想する方向へ、読み手を誘う力を持っています。ためしに、知と地でも技と業でも知と血でも血と男でも、どんな組み合わせでも連想が喚起されます。英語の and も同じ作用力を持っているのかどうか知りませんが、日本語の持つ輪郭の淡さが「と」に力を与えているような気がします。

ここでは、知と技の組み合わせから連想してみましょう。

二　知・技の関わり

まず、知のための技、技のための知、と連想すると、両者は対立していながら、互いに相手を必要としているのがわかります。技と無縁の知、知と無縁の技と連想するとさらにはっきりします。すなわち、知と技とは助け合わねばならないのです。

むしろ積極的に、知はどのように技に寄与したらいいのか、技はどのように知に寄与したらいいのかと問うと、知も技も一定の指針を得て、われ至上主義の弊を免れます。技に主眼を置くボクの話も、知と技とがどのように寄与しあっているかを語って、みなさんの理解に役立てたいと思っています。

三　技の起点

ある人が技の修練を目指す起点や動因は、生来の資質の発揮つまり自己実現であるのが自然です。多くの優れた技能者がそうです。知の習得や精錬を目指す場合も同じです。資質がその方向へ誘導するのです。「好きこそものの上手なれ」はその意です。成功すると悦びが加わり「天職」などと自覚するようになります。

いまひとつの動因があります。生来の不器用な機能を克服しようとする努力です。脳を中心にした資質ゆえの遅れや乏しさ、を取り戻そうとする努力です。この試みは「労多くして功少ない」のですが、その少ない功が当人にとっては大層な喜びなので、更なる努力の動因となります。「下手の横好き」はそれです。この場合、生来の優れた資質を援用して不器用部分を穴埋めする工夫が頻用されます。生来資質のミニ発揮が、発達促進に寄与するのです。後にお話しする発達障碍援助のコツがここにあります。

ほとんどすべての人で、二つの動きは混ざり合っています。最終的には技の修練を諦め、理論家になるのは、知の機能を使っての転身ですが、不得意な分野だと分かっても諦め難く、留まり続けようとする企てでもあります。精神医学の分野でも同じ事象が起こります。ボクの場合は、知の分野を諦めて技芸の領域に転身して歩いてきましたが、どちらへの転身もその個体の自然治癒力の発揮です。

そうした個々人の特徴・技の特徴は、成育史を含めた、その人の背景と不可分です。背景を知ると技の本質を推量し易くなります。

四　技の宿弊

技はその持ち主が自身の能力を進化させようとして身に着けた不自然物ですから、本質としての危険を備えています。

進歩も進化も行き過ぎが引き起こした弊害がフィードバックされることで制御機構を生み出します。すなわちすべての技について、制御機構は一歩手遅れになるのです。原子爆弾も医療技術も同質の危険を抱えています。制御機構が効きにくいという宿命は、二方向への危険すなわち内側へと外側へとに危険をもたらします。

内側へは、優れた技を身に着けると、自身に備わっている他の資質を育成するのがなおざりになり、得意な領域の外では使い物にならない専門家になってしまう危険があります。「芸が身を滅ぼす」がそれで、アイドルタレントの末路が好例です。また、優れた技は評価され、かつ使われることを内外から要請されることで、持ち主の人格を変えてしまいます。「権化」と呼ばれる変化です。それを受け入れると「天職」という自覚が生まれます。居直りであり、自己容認であり、諦めでもあり、名人への道でもあります。

制御の意図で外界からの要請を拒否しようとして、「たかが○○、されど○○」と拗ねたりする人もいますが、もっと情緒の少ない制御機構が望ましく、理想としては技を脱却したありようになることです。しかし、世捨て人にならずに達成するのは、ほとんど不可能です。

医療技術は人間関係のなかに投入されますので、投入された部分では人間関係が不自然になります。外科医の技では技と別個に自然な人間関係を布置することが可能ですが、人間関係そのものへ用いられることの多い精神医療の技では、技と切り離した自然な人間関係を布置するのは難事です。精神医療で技を追求する人にとって、おそらく最重要のテーマでしょう。魂のテーマと言って良いかもしれません。この点については、第四章で取り上げます。

関係のなかで使われる技は、使われた端から消え去ります。それが技の実態です。また、実体としての技は、その時々の状況に合うように生み出され使われますから、千変万化します。そのままでは記述できません。残りません。

五　技と型

しかし、繰り返し使われているうちに、体験の記憶群に一つのまとまりが生まれます。それが口訣となったり記述されたりして残ります。不易なるものの登場です。それは「型」と呼ばれます。つまり型は実体ではなく、抽象の産物なのです。次世代は型を学び、身体化し、現実状況に出くわした瞬間、自らの技として実体化するのです。記述されるものは型ですから、この本でお話しする技とは正確には型なのです。

型が学び取られて実体化され、新たな身体化が生じる過程を「型より入りて型を脱す」などと言いますが、丁寧に考えるには、禅の「十牛図」を援用するのが良いでしょう。十牛図はもともと「真の自己」に至るための方法なのでしょうが、あらゆる「真なるもの」を学び取る方法として流用できます。

十牛図を使う場合には、一回廻ったら少し成長しているのでさらにもう一回廻るを繰り返し、無限循環の螺旋形のイメージを描くのが有用です。さらには、十のそれぞれの図のなかにも小さな十牛図がある、というフラクタルのイメージを作ることをお勧めします。ちなみに、フラクタルイメージはボクの技世界の公理のようなものです。そのことは、これから折りに触れてお話しします。

第二章　ボクの背景

ボクには最早期の二つの記憶があります。一つは「甘えを含む悪戯」であり、もう一つは「無力感」です。ともにボクの技探求の起点です。それをお話しする前に、もっと広くボクの背景をお話しします。

ある事柄の背景を明らかにする作業は、事柄の由来・原因を明らかにする作業のように見えますし、そのような文脈で語られます。だが、歴史研究が示すように、歴史は唯一無二の過去像を確定しえません。現在と過去とが平仄が合って一つの史観が作られるように、情報は切り取られ意味づけされます。

人の人生史はなおさらです。現在の意味とつじつまが合うように、過去は歪曲されるのが通例です。一言で言うと、すべては現在の一部なのです。その視点から言うと、背景を語ることは、現在の内実を、そのニュアンスを、色合いを、細かに記述する一手段であると位置づけるのが正しいでしょう。

一　父の背景

父方の祖父は、幼くして田舎の貧乏士族の養子となり、十八歳で上京して巡査になりました。明治維新で旧薩摩藩が警察組織を掌握したので、士族の子弟が出世を夢見て上京する流行があり、祖父もその類だったのでしょう。夢かなわず帰郷して結婚。特定郵便局と農業をしながら、一男七女を育てました。

ボクは小学三年のとき戦災に遭って一年間、祖父母に預けられました。祖父はウナギ釣りの名人であり、ウナギを捌くのが見事でした。放し飼いにしている鶏を絞めて、捌く手際もすばらしく、ボクは見覚えてしまい、後年ロンドン留学の際、披露して絶賛されました。竹細工や農作業についても、傍らで眺めているボクに、色々と教えてくれました。

祖母は無学でひらがなの読み書きしかできないけど、利発で器用で工夫の人でした。子沢山で貧乏でしたから、倹約の人でした。味噌・醤油をはじめ何でも自家製で、お金を使うことがほとんど無いように見えました。祖母が料理したり、色々拵えたりするのを傍らで眺めていて教えてもらうのが楽しみでした。

父は運命に翻弄された人生をおくりました。「肇」と命名されたけど次々に妹が生まれ、男は自分だけでした。真面目で勤勉な秀才だったらしく、無医村であった田舎で医者になることを期待されたようです。なにしろ貧乏でしたから、七人の姉妹は進学を諦めて、父の学費に当てました。それでも、通常の進路は無理で、京城の親戚に寄宿し、予科を経て京城帝大医学部に進みました。

乏しい家計のやり繰りから送ってもらう学費に感謝し、学業に励んだようで、丁寧な文字で書かれた当時のノートを大切に保管しており、その一部は戦災を免れて父の宝物になっていました。当然成績も良くて、卒業時には内科の教授から入局を誘われ、父も乗り気だったようです。しかし実家の貯えは底をつき、やむなく帰郷しました。

卒業したての新米医師で自活してゆかねばならない父は、鹿児島市で手術の名手と聞こえていた東條経治先生の内弟子となりました。病院宿舎を与えられて月給七〇円だったそうです。晩年、自分は手先が器用でないから内科医の方が向いていたのだが、と言っていた父は、それでも生来の真面目さで、師匠を尊敬し努力したようです。

父の田舎の農地や山林のあちこちが母の実家「新名」家の所有だったことが縁で、貧しい秀才の医師と母とが結婚することとなりました。ところが、修行半ばで、父は召集され、熊本の陸軍病院ついで都城の陸軍病院へと転属になりました。ボクが小学校に上がるころ除隊した父は、まだ裕福だった新名家の土地に小さな医院を建てて開業しました。ぼつぼつ患者も来て順調に進むと思ったやさき、また召集令状がきました。インパール作戦への配属でした。

多くの戦友を失いながらも生き延び、英軍の捕虜収容所で数年すごして帰国しました。医院の建物は空襲で消失し、新名家は戦災と農地解放で没落していましたから、田舎の納屋を壊した材木などをやり繰りして医院を開業しました。真面目と勤勉で昼夜を問わず懸命に働きました。外科を標榜していても、生来の不器用に加えて、修行の機会が乏しかったので、いわゆる小外科の範疇でしたが、軍医の経験から、外傷の治療は上手でした。

不器用は人間関係にも顕著でした。商家の出で世事に長けていた母の愚痴の的でした。不幸な運命ではあっても、軍隊生活がもっとも馴染みやすい人生だったようで、戦友の来訪時には生き返ったようにはしゃいでいました。七〇歳代前半で閉院し、母と旅行などするようになった父は、平和な安らぎを味わっているようでした。技を持たない外科医の惨めさから解放された風でした。

二　母の背景

母は裕福な家に育ちました。もともと山林と田畑をもつ地主でしたが、曾祖父母の代に沖縄との交易を始めました。那覇に支店を置き、船を仕立てて主として米を運び、帰りの便で沖縄の産物を輸入して、一航海で七万円ほどの利益を挙げていたといいます。いまの貨幣価値で三億円ぐらいでしょうか。

曾祖父は母の幼い頃に亡くなりましたから、思い出もさしてないようでしたが、曾祖母は長命でした。そしてこの曾祖母がボクの人生に大きな影響を与えました。

曾祖母は田舎の温泉宿の娘で、西郷隆盛が猟の途中の定宿にしていたので、囲炉裏端で抱きかかえられて、頭を撫でられながら「この頭は、知恵の詰まった頭じゃ」と言われたことが一番の自慢話だったそうです。しかし全く学校に行ってなくて、ひらがなの読み書きしかできないまま商家に嫁いだので、ずいぶん苦労して自分流の記号のようなものを考案して大福帳を書いていて、誰にも読み解けない暗号のような内容だったそうです。

子どもたちには勉学を奨励して、長男であった祖父は東京大学の農芸化学科を卒業して、就職が決まっていたのに「跡取りが人に使われるのは許せん」との曾祖母の一言で呼び戻され、以後、「旦那様」以外の何の職業にもつかぬままの一生でした。美食家で博学な祖父の風貌や言動には、独特の憂愁の味わいがありました。いまにして思えば、スピリチュアル水準での抑鬱だったのでしょう。祖父の弟に「新名常造」と言う方があって、九州大学精神科の講師を経て福岡県立の精神科病院の初代院長になりました。使用人たちがこの人のことを「博士様」と呼ぶのが祖父は気に入らず、「俺のほうが頭はよかった」と孫のボクにまで言っていました。

母の幼い頃が新名家の全盛時代であったようで、住み込みの下男下女が一〇名を超えたそうです。母には夭折した兄と弟があり、残った三人姉妹の長女として、跡取りの家付き娘という立場になり、商家の跡取りとしての心得を幼いときから教え込まれていたようです。しかし巷間、眼鏡違いの養子のせいで身代を潰す例が多いので、母の結婚が心配の種になりました。そのとき、貧乏な秀才である青年医師のことが話題になり、曾祖母は大名案を思いつきました。

相手は一人息子でもあるから養子にはとれない。それはかえって好都合であり、一番目に生まれた男の子を新名家の跡取りにすれば、血縁のある跡取りになるという案でした。婚儀がまとまり母は女中二人を連れて結婚しました。一人は若夫婦の世話をする役で、いま一人は生まれてくる跡取りの世話係りでした。そしてボクが生まれました。

産婆さんに言い含めて、ボクは母の末弟として戸籍登録されました。本家の跡取りが戸籍上養子では、分家や親戚に押しが効かないからとの曾祖母の意思だったそうです。

三　ボクの背景

ボクが記憶している曾祖母は寝たきりでしたが、枕元に杖がありましたから大小便は自立していたのかもしれません。幼いボクは「ねんねこのオバアチャン」と呼んでいたそうです。記憶にあるのは、日当たりのいい表座敷に寝ている曾祖母の周りをボクが走り回ると、オバアチャンが杖で追い払うように畳の上を払う、ボクが歓声をあげながら杖を跳び越すという情景です。思い出すたびに甘く切ない記憶です。

ボクは宝の子ですから、曾祖母の愛情は磐石のものです。そうした安心に支えられて悪戯をしかけ、相手も少し迷惑しながらも関わりを楽しんで下さる雰囲気。これが今に続くボクの大好きな甘えの世界です。「甘えを含む悪戯」です。おそらく二歳半ごろの記憶です。

三歳の七月、曾祖母は亡くなりました。葬儀は新名家最後の残光でした。昭和十五年は、もう戦時体制となり、沖縄との交易はできなくなっていました。

真夏でしたから、一族の男たちは揃いの麻裃の紋付を着て墓まで行列しました。跡取りであるボクは当然、小さな麻裃で下男の肩車で行列の先頭を進みました。当時は土葬でしたから、棺が穴に下ろされると、めいめいが土を握って棺の上へ投げ入れていました。ボクも下男に土を握らしてもらい、お別れの心を込めて土を投げました。だけど小さな手の僅かな土なので、棺に届いたかどうか見えません。もう一度投げたいと思いましたが、二度している人は居ません。してはならないことのようです。ボクは泣きそうになりました。女の人たちは泣いていましたが、男でましてや跡取りである自分は泣いたりしてはならないと我慢しました。

三歳児がそんな複雑な思考をするのは変だから、錯記憶ではないかとも思いますが、このときの気分「自分が心を込めて行うことは、それだけでは何の役にも立たない」との無力感は信念のようなものとなり、幼い日の記憶と分かちがたく結びついて、技への志向を支えています。いまでは、技は真心の裏打ちがあるときに力を発揮する、と知っていますが、この常識的な気づきに到達するのに長い年月を要しました。情緒を伴った学習が人を縛り盲目にする一例です。

さらに成長すると、いまひとつの学習、「表と裏」への意識が強くなります。まず名前についてです。父は敬愛する師匠、「東條経治」の名前から二字を貰ってボクの名としました。ボクが将来、師匠と同じような名手となり、ボクが執刀する手術の助手を務めるのが父の夢だと常々聞かされ、重荷に感じつつも命名してくれた父の思いは感じていましたし、近親者には周知のことでした。

ところが「表」の世界では別の物語になっていました。新名家の知り合いの名家の「旦那」がボクの名付け親ということになり、正月には名付け親のところへ行き「お父さん、明けましておめでとうございます」と挨拶をしなくてはなりません。またボクの名前は新名條治といい、旧仮名遣いでは「ニヒナデウジ」と書くので、皆に「デウジくん」とからかわれて嫌でした。カタカナで名前を書くたびに「表」の世界に屈服させられている無念さがありました。

祖父は膝が悪くて正座ができないので、親戚や分家の慶弔時に名代として出席するのが跡取りとしての役目で、幼稚園から小学校低学年まで幾度か務めました。本家の席は床柱の前と決まっていますので、紋付袴でチョコンと座っていると、出征する人が前に来て「○○上等兵は、天皇陛下のお召しにより、入隊することになりました……」などと挨拶します。本家の名代であるボクはチョコッと頭を下げるだけでいいのです。宴会になるとお役御免で料理の折箱とお小遣いを貰って家まで送ってもらう。「表」の形式の世界です。

人々が跡取りの坊ちゃんとして大事にしてくれればくれるほど、ボクは自分が負っている役割が大事にされているに過ぎない、と虚しく感じるようになりました。母からの影響もありました。母は商家の跡取りとして育ってきた知恵から、折々に世のありようを語ってくれました。表と裏があり、表は力があるから無視せず尊重せねばならないこと、ただし、いざとなると表は豹変する。裏は真実であり不変である。究極には裏だけが頼りになる世界であること、言い換えると表は影であり、裏が実であること、父は実を表にしてそれだけで生きているので生き方としては立派だけど、出世もせず金持ちにもなれないこと、などなどでした。

のちにボクを精神分析へ誘ったのはそうした幼児期体験でした。

四　ボクの発育史

①　虚弱児

とても虚弱な子どもでした。腸が弱いのでよく下痢しては脚が立たなくなったり、肺炎になったり、幼稚園と小学校では毎月病欠していました。ボク自身もいつも死の不安がありました。男児二人を幼くして亡くしている祖父母も不安でした。新名家には男の子が育たないと、親戚間で噂されていたそうです。祖父が屋根を含めて四面がガラスの温室のような子ども部屋を造ってくれて、そこで本を読んでいる毎日でした。幼稚園に上がる頃は漢字も少し読めていましたので、皆に請われて絵本を読んであげるときだけスターみたいでしたが、運動などまったくだめでした。幼稚園から高校卒業まで運動会でのかけっこの成績は最高がビリから二番、ほとんどはビリでした。運動に限らず筋肉活動はすべて不器用でした。

代わりに、幼いボクは観察が好きで、なかでも器用な作業すなわち技を観察するのが大好きで、細かな手順や勘所をイメージとして記憶するようになりました。当時は、鍋釜修理の鋳掛け屋とか屋根に葺く平木を鉈で作る職人とか下駄の歯を替える職人とかが、我が家の軒先を借りて数日間仕事をすることが多く、それを飽かずに眺めていましたので、細かい手順までいまも覚えています。いまのボクは自分ではできもしない武術や踊りや発声等を本人が演じてくれれば、即座に勘所を助言できるという特技を持っていますが、それは、観察するしかできない幼児期に鍛えられたのだと思います。

いまひとつ、ボクの精神発達に大きな跡を残している観察体験があります。猫の観察です。病弱で外に行けないボクは、家で猫の母子を観察して過ごすことが多く、楽しみでした。子猫に毬を与えると懸命に「球取り」をします。子猫が休むと毬は静止します。子猫は不思議そうに首をかしげて動かぬ毬を眺めていますが、恐る恐る前脚を伸ばしてチョコッと毬をつつきます。毬が動くと子猫はふたたび興奮して毬に飛びかかり「球取り」を再開します。これを飽きもせず繰り返します。子猫が少し大きくなると、母猫が子ねずみを捕らえてきて、痛めつけて半死半生の状態にして子猫に与えます。子猫はそれを食べるのではなく、球取りと同じように、もっと真剣に、子ねずみに飛び掛ったり噛み付いたりします。そのままだと食べるところまで行くのでしょうが、子ねずみが動かなくなると、家人が捨ててしまうので食べるところは見ませんでした。この観察と猫との戯れから、ボクの中に、動物と人間とは大差なく連続した仲間であるとの感触が刻まれました。また、子猫の自発的学習や母猫の学習指導のやり方から指導のセンスのようなものがボクの中に育ったようです。これが今日まで続くボクの指導法の原理になっています。

無力感に囚われていましたから、特技や魔術や豪傑などに憧れていました。水滸伝の豪傑が大好きでした。講談本の幡随院長兵衛ものの中に、四天王の一人の夢市郎兵衛というインテリヤクザがいて、「夢や夢　浮世は夢の五十年　夢と悟りし市郎兵衛」と浴衣に染め抜いて、それを見せたいばっかりに、真冬でも浴衣一枚でいるのに憧れました。変な小学生でした。これは、のちに、無頼派の生き方への憧れとなりました。

② 発達障碍

今にして思えば、ボクは発達障碍児であったようです。その障害は、老齢になったいまでは軽減したものの確かに持続しています。「発達障碍は発達し軽減する、しかし消失はしない」とボクが確信するのは、自身の体験からです。

ボクの障害は三つに分類できます。明らかに父からの遺伝である不器用と、全体が見えないことと生真面目です。発達障碍の人々と会うことが多くなった経験から推測すると、この三つは一連のものであり、おそらくミラーニューロンの発達の遅れに由来するものでしょうが、ボクの体験史のなかでは三つは独立しています。ボクの人生は、三つの障害への対処を求めての格闘でした。対処の一つは、不得意場面を回避すること、次は障害・不器用を猛練習で乗り越えようとする努力、三つ目は、他の優れた能力を使って、不器用をカバーする工夫です。発達障碍の人々へのボクの指導も、自分の体験史からのこの三つの対処からなっています。

まず不器用ですが、これはイメージを身体活動に転化することの下手さです。ことに、外部の動きに自分を同調させるのが下手なことです。典型的には球技が際立って下手です。野球などはさっぱりです。タイミングが取れないのです。一例を挙げましょう。

ボクが唯一できる球技はテニスです。ラケットが大きく、ピンポンのように空振りにはならないからです。ただしスウィート・スポットには当たりません。中学から高校まで誰よりも熱心に練習しました。練習が続いたのは、自分なりには練習の成果で僅かずつ上達してそれが喜びだったからです。だけど、結果は補欠止まりでした。唯一の球技なので、その後も下手の横好きを続けました。

中年になって国体選手の経歴のある人から指摘されました。「神田橋さんは一つだけ優れたところがある。動きのスタートが早いことです」 つまりボクは、相手の打とうとする方向を察知して重心移動をしていたのです。察知はボクの特技なのです。体が弱く不器用なボクは、幼いころから観察と察知をもっぱらにしていました。親戚のおばさんたちから「なんだか見抜かれているようで怖い」と言われていました。一を聞いて十を知る、知った気になるのが趣味となり、老齢になったいまでも克服できず難儀を続けている、ボクの悪癖となりました。

二つ目の障害は、部分に固着して全体が見えなくなる傾向です。「空気が読めない」「流れが読めない」と言われる障害の内実はこれでしょう。初めて気づいたのは、小学校で級長になったときです。全体の動きや雰囲気が分からず、脳がフリーズしてしまいました。同じ体験は場面を変えて繰り返されました。精神科医としては集団療法がさっぱりダメです。

ボクは、自分がリーダーや統率者や世話役に向かない資質だと確信し、全体を見渡す立場に立たないよう、細心の用心を怠ることなく、これまで生きてきました。地位や役割で厚遇されることへの虚しさや侘しさ、という幼時体験も一役買いました。「流れに身をまかす」という居直りの姿勢も対処法となりました。技だけを拠りどころにして流れ歩く職人や、旅芸人やサーカスに憧れました。

三つ目の、これこそ父からの体質遺伝である生真面目、への対処は最大の難事でした。「裏と表」のテーマに連なるので長いお話になります。

小学三年のとき、米軍の空襲があり、三つの蔵をふくめすべてが焼けました。ほどなく終戦となり、ボクは父方の祖父母のいる田舎に移りました。母と弟妹は新名家の隠居所に祖父と残りました。祖母は疎開先の田舎で心筋梗塞で急死し、農地解放で新名家は没落しました。糖尿病を患っていた祖父は節制をしなくなり、美食に耽り腎不全で無尿となり死去しました。死去に先立ち、何もなくなった新名家を継がせるのは可哀相だと、ボクを神田橋に戻すと言いました。だが戸籍の変更が面倒でした。

先にお話ししましたように、ボクは戸籍上は母の実弟でしたから、神田橋の養子になるしかありませんでした。抑留先から帰国していた父もそれは嫌がりました。そのとき母が商人特有の策略を思いつきました。ボクの出産の際の助産婦さんが高齢で隠居しておられたのを説き伏せて、出産届け出の際の助産婦さんの勘違いであったとの作り話を証言してもらい、裁判を経て戸籍の修正がなされ、ボクは神田橋家の長男となりました。世間的には、中学に上がるときに改姓しました。

そうした経緯や敗戦による価値観の転回、人々の言動の変貌がボクの社会観を決定し、ついには精神分析の世界へ導きました。「表に有るものは力を持ち、裏を支配するが、本質として作りものであり、脆い。真実は身を屈して裏に潜み、だが不滅である」当然、面従腹背が生きるスタイルとなり、純真とは縁のない児になりました。しかしこれもまた、生真面目なこだわりに由来する学習であったとも言えます。そうした生真面目からの離脱がいまひとつの格闘でした。選んだ道は言葉の操りでした。総じて、ジョークの愛好者には生来の生真面目がもたらす窮屈をもてあましている人が多いようで、この選択は言葉の持つ「自在性」という特質に因るのでしょう。

幼いときからボクの特技は日本語でした。言葉を操ることが好きでした。父方の田舎にいた小学三年のとき、手回しの蓄音機と大阪漫才のレコードが一枚ありました。「メートル法」と裏面は「ほんとにそうなら」で、繰り返し聞いたので、今でもあちこちを再演できます。ボクの言葉道楽の発端です。以来、言葉遊びの世界に耽溺してきました。洒落、地口、落首、都都逸、回文、落語、漫才などなどです。嗜好は演芸に広がり、声色、活弁、朗読が好きになり、徳川夢声の語りを真似たりしました。

しかし言葉遊びに熟達すると、言葉は操りの道具となり、確かさを備えないものとなりました。「力を持って、一時的に表で威張っている作りもの」と感じるようになりました。正反対の意味を持つ二個のことわざをペアにして収集して分類する「自由研究」を夏休みに提出して、担任の顰蹙を買ったりしました。

同時に、何か確かなものが欲しいという寄る辺ない心境を抱えるようになりました。結局、生真面目がもたらす窮屈からの離脱という目標に無理があったとも言えます。その後の、精神科医としての臨床経験からも、人の天性のうち、こだわりという資質からは自由になることが不可能だろうと思います。

③ 円へのこだわり

本書を執筆してはじめて気づいたのですが、ボクには円、正確には「循環」への偏愛があるようです。一点に縛られる情況からの離脱のもがきが作り出した偏愛であるとしたら、砂漠から脱出しようと懸命に歩きつづけた結末が出発地点への到達だったとの寓話そのものですが、ともかくボクは循環を好んできました。正反対のことわざを集めたのも相対化が好みだったのではなく、「楽は苦の種　苦は楽の種」のように正と反とが互いに相手を支えたり制御したりしながら揺らぎ続けるありようが好ましく思えたのです、現実だと思えた・思いたかったのです。

幼い頃は「ニワトリが先か　卵が先か」のような堂々巡りの連想が楽しく飽きないのでした。大人になっても「手段の目的化、目的の手段化、目的化された手段達成のための手段」などの堂々巡りの連想が討論の際のいたずらのアイディア源の一つでした。のちの「葛藤礼賛」も「病は生体の自然治癒力の現れ」も「十牛図を無限循環にする」も「フラクタル構造」も円偏愛の表れです。「文は人なり」という警句に「人は文なり」という言葉遊びをしかけ、人の言動を「文」として眺め、「支離滅裂だなぁ」「漢字過多だなあ」「句読点がないなぁ」などと評価して遊んだりしました。「外装整えば内装自ずから整う」とどこかで通じていそうです。

原因と結果の直線のイメージは心身の不快をもたらし、「因果は巡る小車の……」はやすらぎの気分を生むのです。そこにはペシミズムとオプチミズムが互いを排除することなしに平和共存している感触があります。知や技の探求でも、円や循環のイメージが得られると到達感があります。そこに到達するまでは歩みを止めないところがあります。終生変わることのない、ボクの原点です。

五　大学生活

父の願いに逆らうことはできず、九州大学医学部に進みました。教養部時代は、寮でワイワイ騒ぎ酒を飲むことが楽しみでした。授業をサボって、寮の押入れのなかで推理小説を読みふける毎日でした。見せかけの状況がその作りもの性を剥ぎ取られ、裏の真実が明らかになるのが快感でした。当時は「安楽椅子探偵」がスターで、自分では動かずに、ちょっとしたヒントから全貌を解き明かす技に酔いました。そうした日々の底には、寄る辺ない気分が流れていました。そして学部進学と同時に、ボクは仏教青年会の寮生となりました。そこで学んだことが、ボクの終生の支柱となりました。

まず、幼いころ病弱であったボクが「死」を恐れこだわっていることが意識化され確認され、「納得できる死を得ることが生の完成である」という人生観を持つようになりました。

仏教青年会の子ども会活動で、手品の世界を知ったのも大きな転機となりました。生来の不器用を克服できるのでは、との幻想が生じました。一途な猛練習の結果、九州中の同好者の間では知られる手練となり、あちこちの奇術同好会を訪問して大歓迎されたり、宴席やテレビに呼ばれたりしました。幼い日に憧れた旅芸人になれた気分がありました。

いまひとつ、寄席芸との出会いがありました。「東京名人会」という催しが福岡であり、アダチ龍光、リーガル千太・万吉、太神楽曲芸などに混じって柳家三亀松が出演していました。理想の芸との出会いでした。一目ぼれでした。

仏教青年会の奉仕活動では「我々が奉仕する相手は、我々のなかに潜んでいる菩薩心が陽の目をみる縁を与えてくださる方だから、拝む気持ちで接しなさい」と教えられたことがちょっとした警策の作用をし、その後いまでもボクを戒めてくれています。

瑣末なことですが、読経を経験して、発声について工夫する習性が生まれました。いまも続いている発声法研鑽については後にお話ししますが、声色から始まり読経で方向づけられたのです。

学部に進んでも勉強は面白くなく、授業はサボりがちでした。そんなある日、医学部講堂で「日本精神分析学会」が開催されました。こころ惹かれるままに入場したとき、演壇に居られたのは前田重治先生で、「原光景」の発表でした。典型的な裏と表のテーマでした。早速、入会手続きをして、精神科に進むことを決心しました。「父の願いどおりに外科に進むのはイヤダナー」の心境からの一歩前進で、以後は勉学に身を入れるようになりました。

当時、九州大学医学部には、名誉教授の小野寺直助先生がお元気で、発言をなさっていました。お言葉のうち二つがいまもボクの座右の銘となっています。一つは「処方は、一見して横長になるのがいい。短冊に書くような処方はダメ」 これはいつも心がけていますが、なかなか先生の教えを守れず、情けない気分です。先生の言葉の意図は、病む生体のある一点を動かせば後は生体の治癒力が働きだす、だから、対症療法に追われていては医者の上達はない、との教えでしょう。

もう一つのお言葉は「医者の技術とは徒手空拳で発揮されるものである。器具や臨床検査のデータは、徒手空拳の技術を確認して磨くための道具であり、それに頼って診断をしてはダメ」

これについては自分の不器用を克服したいとのボクの願望と一致するので、以後きょうまで、ボクの専門家としての修行の指針となっています。最初は、体温計で測定する前に触って体温を推定することと、血圧計で測定する前に指先で血圧を推定する練習をしてずいぶん誤差が少なくなっていました。精神科医になってからは、心理テストのオーダーを出す際に結果を予測することを努めました。

航空機の中やフェリーの中で急病人が出たとき、ありあわせの物品を使ってどれだけのことができるかは、医師としてのボクのテーマであり続けています。最近、「総合診療科」がブームになっていることを嬉しく感じます。以後の技探求の遍歴はこの本の主題です。

六　インターン時代

インターンは東京でと決めていました。充実した臨床修練を求めて東京でのインターン生活を選んだ同級生たちと異なり、できるだけサボれる病院を探しました。寄席通い、ことに柳家三亀松の追っかけと、手品の修練が目的だったからです。一年間、午後のほとんどは病院を抜け出して東京中の寄席をめぐりました。おかげで、昭和の名人・大看板と呼ばれる人々の芸をすべて生で味わいました。昭和三六年は寄席芸の黄金時代だったのです。

落語だけでなく、色物の名人も溢れていました。むろん、三亀松が最高でした。後年、ボクの講演の語り口に落語の間に通じるものがあると言ってくださるかたがありますが、ボクとしては三亀松やアダチ龍光や牧野周一を取り入れているつもりです。みなさんご存じないのだから仕方ないことです。

手品のほうは、二つのトップクラスの奇術同好会に入れてもらいました。どちらの会でも親切につきあって下さいましたが、技量的には田舎名人は味噌っ滓でした。例会のたびに目を丸くするだけでした。会員の中に毎週新しいトリックを考案してきて、参加者をキリキリマイさせる天才が居られました。推理作家、泡坂妻夫氏の若い日です。

夢のような幸運だったのは、緒方知三郎先生のご命令で、世界的マジシャン石田天海師のお宅にパロチンの注射に伺う役を与えられたことです。そこでの学びについては、別のところに書いています（『精神療法面接のコツ』）。天海師の教えの中の一つは、今に至るまでボクの主要テーマ、おそらく核心のテーマになっています。人と技との関係です。

師は奇術とは観客の心に生じるイリュージョンであり、それを導く技自体は目立たないのが上質の芸なのだといわれました。事実、天海師はごく普通のおじいさんのような仕草で、とんでもない不思議を生み出しておられました。しかし、若い日の師を写した16ミリフィルムには曲芸師さながらの、ため息を誘う芸風が残されていました。師はラスベガスでのスターになるまでの、ご自身の芸の進化を語っておられたのです。思えば、寄席の大看板達も、客の心に生じる感興で勝負しており、それを生み出した技芸の工夫や練磨は表に出していません。

他方、奇術の世界には技の華麗さを競う風潮が目立ちます。そして、自身の技に耽溺して次第に飽きられ、ますます技の見かけを練磨して、ついには人生を駄目にしてしまう人々が奇術界に多いのです。ボク自身もその末流であると気づきました。

自分の不足部分を穴埋めする、代償する手立てとして技を取り入れて効果を挙げると、嗜癖となり、ついには技が主人を呑みこんでしまいます。「権化」という現象です。これは、専門家にとって一度は避けて通れない成り行きではありますが、技と主人との二人だけの閉ざされた世界が膨れると、自他にとって有害無益なありようとなります。制御機構を育て、ついには権化から脱することも、ボクの生涯のテーマのひとつとなりました。

机上の論としては方法は簡単です。ひたすら技を究めると必ず突き抜けられる時節が訪れます。あらゆる技芸の世界でその様子は語られ書き残されています。要は、飽きることなく精進し続けうるか否かだけです。

第三章　精神科医として

精神科に進む決心を父に告げ了解を得るのは勇気が要りました。父の夢を潰すことだからです。父は少し寂しそうでしたが受け入れてくれました。いま思えば、内科医を志望しながら果たせなかった自身、と重ねてボクの決意を聞いていたのかもしれません。

また、父は自身大学生の頃とボクが中学生の頃に、うつ病に罹ったことがありましたから、そのことを考えたかもしれません。

祖父の弟である新名常造先生のことをちょっと話題にしました。先生は昭和十五年に、曾祖母と前後して亡くなっていました。

後年、父の遺言書の中に「奇しき縁で　互いに父と呼び子と呼びあう二人であった……」とありました。生物学としては理屈に合わない文章ですが、それゆえに、父がボクを精神的なつながりとして認めてくれていたことが伝わり、感謝の思いに満たされました。人生の真実はしばしば科学的正しさを超えると思います。

一　不安な船出

精神科に進むことに同意してくれた父は、いつか開業するために土地を用意しようと言ってくれました。ボクは集団を統率する能力を欠いている自覚がありましたので、断りました。

父は、ボクが大学人となり学問の道を目指すのだと受け取りました。自身が果たせなかった夢だったからです。ボクはその道も閉ざされている自覚がありました。

幼いころからノートをとることができない子でした。ノートを一冊書き終えたことはこれまで一度もありません。大学時代は、ルーズリーフの手帳と万年筆をポケットに、手ぶらで登校し、一枚のリーフに裏表メモをして、寮に帰ったら科目別のクリップに挟んでおき、試験が終わったら捨てていました。

何かのテーマで資料を集めてみても、その中の小部分に興味をひきつけられ、もとのテーマはそっちのけで、あらぬ方向に考えが広がってゆくので、論文をまとめることが困難でした。

また、外国語がさっぱりダメで、文献を読むのが難行苦行でした。この外国語能力のなさはどうしてなのだろうと、中高生のころから自分の中で謎でした。精神科医になって、謎が解けました。桜井図南男先生にお会いしたからです。

先生は精神医学のなかに溢れていて、日々やり取りされている術語や概念や思想を、平易な日本語で解説してくださるのが常でした。先生の説明を聞いて腑に落ちる感激は当然として、ボクは、外国語は術語や思想と同じで、ボクの心身や生活体験とつながらない異物だったのだと気づきました。そして、心身に馴染んでいる生活体験とつながっている言葉、で考えたり語ったりすると安心でき、とても気持ちがいいことに気がつきました。後年、一年余りの英国留学での生活体験を経ることで、英語への違和感がかなり薄れたので、気づきは確信となりました。

それやこれやで、学問の世界はボクには閉ざされていると確信していました。後年、「日本語臨床」という運動が起こり、ボクはその先駆者の一人と評されましたが、ボクの場合は「これしかできない」に過ぎなかったのです。

ボクには一つだけ自負がありました。学生時代の家庭教師での実績でした。ボクが教えた子どもたちは勉強好きになり、成績が格段によくなりました。

その子の勉強のやり方の行き詰まっている箇所・停滞の理由を見つけて助言すると、たちまち流れが甦るのです。安楽椅子探偵になった気分です。この技術で生きてゆくしかなかろうと諦めて、今日まで続けてきました。

最近でもそっくりそのまま使えるのは、他の治療者との長年の協同作業と努力にもかかわらず一向に改善されない患者さんが来られたときです。治癒プロセスが停滞している箇所とその理由とを探し当ててあげると、流れが甦り、それまでの治療者・患者双方の努力や工夫の成果が発動されて、たちまち軽快されます。

ボクはほんのちょっとしか作業をしていなく、改善のほとんどはこれまでの治療の功績なのですから、功を横取りしたような申し訳なさがあります。

専門家への教育でも、悪戦苦闘している人の場合は、少しの助言でパッと視界が開けます。その点、臨床体験の少ない人への教育では、こちらの仕事量が多い割に快感が乏しく、意欲が出ません。

二　診断

精神科医としての駆け出しのときから、ズーッとこだわってきたのは診断、べつの言い方では「確かな認識」のテーマでした。その工夫と成果は、大学生活を離れるとき記念に著した『精神科診断面接のコツ』に述べていますので、繰り返すことはしません。

「誤ったデータを正しい論理で処理すると、必ず誤った認識に到達する。粗雑な論理で処理するとまぐれ当たりがあるけど……」ボク愛用のブラックジョークです。精神医学では確かなデータが得にくいのです。所見を言葉に頼る割合が大きいからです。

ボクは、幼児期以来の経験から「口は重宝・物は言いよう」との言葉への不信が根強いのです。患者との対話内容を確かなデータと受け取れません。感知され認識され言葉に置き換えられる過程で幾重にも歪曲が加えられるはずです。

また、これも幼児期以来の習性で、「表にあって現状を支配しているかに見えるものは造りものであり、真実は隠されて在る」との強い思い込みがあります。辻褄が合って隙がないように見える表現は、もうそれだけで偽物の臭いがする、とのボクの感性判断は、ひき続いての探索・究明によって裏付けられることが多く、「信念」の域に達しています。

ボクは言葉に依らない、「観察」を重視するようになりましたが、それにも「偏見・先入観」のテーマや「言葉での記述」をめぐるテーマがありました。言葉と非言語のテーマについては第四章でお話しします。

「確かな認識」のテーマには現世的な理由もありました。

精神科には他科から「身体所見が乏しいから、心因性疾患であろう」との紹介患者がしばしばあります。実務家にとって「心因性」とは奇妙な概念です。

まず、多くの心因は隠されています。よしんば隠されていなくとも、その心因らしきものが除かれたり心理的に乗り越えられたりして、病状が消失することが因果関連確定の必要条件です。つまり治療が先で診断が後なのです。まあそのような事態は他科でもあり、「治療による診断」と呼ばれています。さらには、精神科へ移ったあとで、病状が進行して身体病であることが明らかになることは少なくないのです。

現在のボクは「すべての病は身体性と心因性とが絡み合っており、両側からの探索と援助が望ましい」と知っていますが、当時は二分法にこだわっていました。そして、「精神症状からみて、身体疾患が疑わしい」との添書をつけて他科に紹介するケースが増えなければ、精神科は他科と対等とはいえまい、と放言していました。この放言は今日、忠言の位置に置かれていいかもしれません。

受診科がなんであれ、ほとんどの患者は苦訴や症候を表にしています。そこから確かな所見すなわち診断の指標となるデータ、を抽出する技術の専門家は精神科医と神経科医です、のはずです。

そのとき医師は徒手空拳です。片っぱしから検査器械にかけるわけではありません。検査のオーダーに先立って症候の把握と見立てがあるのです。すなわち症候学こそは臨床精神科医の基盤なのです。

そのことを強調しなくてはならないのは、操作的診断法が導入されて以来の誤診、なかでも症候性精神病・器質性精神病の見落としです。「生物学的精神医学の興隆」なるものが、症候学への寄与すなわち臨床診断技術への寄与をなおざりにしてきたことの皮肉な結果でしょう。おそらくリエゾン精神医療の現場で、精神科医の有用性は低下しているのではないでしょうか。

このような時期、「精神医学の知と技」シリーズで、原田憲一先生と三好功峰先生の症候学が先鋒として出版された意義は、時とともに重くなってゆくでしょう。そう期待します。一世紀以上にわたって積み上げられた先人の知恵を無視した「進歩」とは、概念矛盾でしょうし、学問は病者のためにもあるのです。

幾度もの誤診に悩んだボクを救ったのは、原田憲一先生の「軽い意識障害」の論文でした。ボクはその技化に熱中しました。結果は『精神科診断面接のコツ』に記述しています。それと「失認・失行」などの神経心理学の症候を念頭において、身体因性の病気を見逃さないようにしました。治療の途中で身体病が加わることもあるので、時々チェックする習慣にしました。身体因を否定したのち精神科に紹介されるという手順のミニ版です。またこの手順は臨床精神医学の発展史のミニ版でもあります。「個体発生は系統発生を繰り返す」というテーゼが連想されました。

そして、この手順をきめ細かに反復することを思いつきました。後年、フラクタル構造というモデルに出会う兆しです。この工夫のお蔭で、初心の頃に夢見た「精神症状からみて、身体疾患であると推測します」との添書をつけて、早期に他の科に紹介することができるようになりました、最近では、高次脳機能障害や軽度の発達障碍の患者に不要でしばしば有害な向精神薬を投与する愚行、を免れることができています。

近年、神経心理学の進歩は目覚ましいと聞いています。それを勉強して徒手空拳の技に取り込むことは、老人であるボクには、もうできそうにありません。せめても本シリーズに神経心理学の熟達者の手になる一冊が加えられると、臨床の技を伸ばしたいと精進している後進を利し、ひいては患者を誤診から守ることになろうと思います。

「診断」は三種があり、そのいずれも大切です。これについては『精神科診断面接のコツ』で詳しくお話ししましたが、簡単に繰り返しますと、①共通言語としての診断、これなしでは病気や治療について専門家同士が話し合うことができません。医学や医療の世界でもっとも重要視されるのは当然です。だけどボクはこの診断を日常診療の中心に置くのが嫌いです。大きなシステムの中に閉じ込められる窮屈、によって幼少期の息苦しさがフラッシュバックするからです。この「診断」はボクにとって表の世界です。面従腹背の相手です。

②治療行動を導く診断、これは見立てとも言います。これなしには医療サーヴィスができません。ボクが執着してきた技の世界です。

③当事者への説明としての診断、これは②と重なる部分が多く、完全に一致するのが理想です。インフォームドコンセントが描きだすイメージです。しかし、当事者が子どもである場合を例にしてみただけでも、現実での②③の一致がしばしば難しいことがわかります。③の診断は②にもとづく説明行動という治療行為なのです。

ここでは、②の見立てすなわち、治療行動の指針としての診断、をめぐる技についてお話ししておくことにします。

大学医局で後輩医師を指導していたころ、②の診断作業においては、ⓐ負因と成育史と病前性格、ⓑ発症状況、ⓒ現症、の情報がそれぞれ三分の一ずつの重みを持っている、と後輩に教え、自分でもその心積もりで診断作業を行っていました。

そして、①の共通言語としての診断決定に際しては、ⓓ治療への反応を含む経過、の情報がⓐⓑⓒの情報全部を合わせたものと二分の一ずつ重みを分け合う心積もりでいるようにと指導しました。そのやり方が精神医学の発祥以来の発展史とフラクタル構造をなし、かつ、医療サーヴィス現場にいる者にとってなじみやすい手順だからです。

②の診断は見立てですが、見立ては日々・刻々の見立ての連鎖の総合体であり、これこそは臨床家の技の要諦です、上手と下手の分かれ目です。

この技を練磨したいと願ったボクは、目の前のデータだけを用いた見立てが正しければ、隠れているデータと近い未来とを推察できるはずだと考えました。推理小説に凝っていた体験からの思い付きです。隠れているデータの推察については、後年、「指導者の要らない事例検討会の手順」(『発想の航跡2』収載)としてまとまりました。

未来予測については、面接終了後に、次回来談時までの経過を予測してちょっと書いておくという習慣によって、自己トレーニングをしました。これらは、現在も、ボクの技修練の幹になっています。

そして、いままでの自己トレーニングの経験から、もっとも頼りになる察知能力は五感が融合して生じる意識状態・意識変容状態にあると感じています。これについては、後の章でお話ししますが、基盤になる「五感トレーニング」については『精神療法面接のコツ』をご覧ください。

おわりに、最近工夫している見立ての技についてお話しします。まだ完成品でありませんが、みなさまも工夫してみてください。

まず、観察領域を①行動・生理領域、②気分・情動領域、③言語領域と三分します。三領域が互いに調和して変動しているなら、気分障害を疑います。

三領域間にちぐはぐさがあるなら統合失調症を疑います。

三領域のどれか一領域だけの変動が表に出ずに潜められた状態像なら神経症レベルを疑います。

三領域のどの一つであれ、領域内がまとまっていなくバラバラや矛盾を示している時は身体性の基盤のある病態を疑います。

異常が一領域に限られるか、それとも二領域三領域にまたがるかは病状の深刻さの指標だと考えます。

いまひとつ、診断者への心的距離のとり方、「くっ付く」「離れる」「ひねくれる」、を加味すると、秒速で大略の見立てをすることができ、続けて、見立てに合わせた診断面接の手順を選べるようになり、面接に無駄が少なくなることを経験しています。

いわゆる「構造化面接」は臨床の日常には使えませんので、こうした迅速構造化をさらに発展させたいと思っています。

三　面接の有害性

精神療法に魅かれて精神科医になりましたので、面接に熱中しました。すると、診断名が何であるかを問わず、すべての患者が悪化しました。不眠・不穏だけでなく、夢幻状態や心身症や幻覚が出現しました。

九大精神科では、教授・助教授を除く正規の公務員だけが宿直をしていました。宿直医が「今日は神田橋君は誰を面接したかね」と看護師に訊いて夜の不穏に備えているとの噂に、申し訳なく情けなく、いろいろと工夫をしてみても、事態はちっとも改善されません。堪りかねた桜井教授が「西園講師に相談しながら面接をしなさい」とおっしゃったのが契機となり、西園昌久先生がボクの生涯の師となられました。

後にボクが学位を得たときの祝賀会で、先生が「ボクは神田橋君を一人前にできたから、もう、どんな弟子が来ても怖くない」と挨拶され、それまで先生に負わせた山ほどのご苦労のエピソードの一つひとつが鮮明に浮かんできて、ありがたさと申し訳なさで胸いっぱいになりました。

意欲以外になにも取柄のない新人を、抱え育ててくださった九大精神科という組織、当時のすべての方々への感謝と医局への報恩の思いは、老いを加えるにしたがって濃いものとなっています。

幼いころから言葉遊びが好きだったボクは、自分用の標語を作って自分を支える習慣を持っていました。面接の失敗ばかりが続いていたころ、「転んだら、泥でも掴んで起き上がろう」という標語を呪文のように唱えていました。

しばらくして、有害であるのは「作用」があるからだと思いつきました。有害作用とは作用の証拠であり、作用メカニズム解明の好機である、と考えるようになり、今日まで続くボクの方法論となりました。そして、面接が強力な効果を持つなら必ず副作用があるはずだとの信念にまとまりました。一時期、学会での発表に、フロアから発言して「あなたの面接は、効果だけで有害作用がまったく無いのなら、仁丹程度の作用なのか」と嫌がらせをしていました。

次第に、効果は無くても副作用は必ずあると考えるようになり、薬物療法を含めた医療全般にまで広げて考えるようになりました。同時に、自分は精神療法の有効性を認めない、薬物療法だけで治療をしていると自称する精神科医に対し、精神疾患について環境因の要素を考えとして受け入れているにもかかわらず、自身は何の作用も及ぼさない面接を出来ていると考えるのは、「無菌面接の達人」だと自負しているのかと嫌みを言ったりします。性悪の趣味ですね。

本題に戻りましょう。自分の面接が引き起こした有害作用因の解明は、ボクの職業人生での最初の地道な研究活動でした。そこから得られた視点を順を追って挙げてみます。

① 探求・調査・推理の面接

他者の心の世界、ことに病む人のそれは興味そそられる謎でした。推理小説への嗜好が甦りました。心を理解するとは謎を解き明かすことでした。コツは、一見整っているストーリー・論理構造を辿りながら、ボクの得意な連想行動を作動させるのです。すると、感性が論理の穴を探り当てます。ボクは面接の最中にしばしば「わかった！……じゃないの？」と発言しました。推理によって導き出された理解を患者に伝えることで病んでいる心の世界が整理されると思っていました。

　まもなく、「わかった！」は患者自身が発する言葉のはずだと気づきました。患者がその言葉を発する、正確には言葉の背後にある体験をする、その方向へ導くのが治療であると考えるようになりました。家庭教師をしていたころと似た気分になりました。その気分は現在でもボクの基調になっています。

　また、心を探求され解明されることは、当事者にとってどのような体験であるかに改めて思い至り、人にとっての「秘密」の重要性を思うとき、語られないで進んでゆく心理療法が理想だと考えました。

　ただし、自身の心を探求し解明することは成長の一時期に必須であるとも思いました。そして、精神分析で「明るみに出す」「覆いをとる」と言われているのは自身の探求活動を指すのであり、治療者への告白活動を指してはいないと考えました。告白を推奨することなしに、自己省察を助ける技法を作り出したいと願いました。

　当然、「察知の技」と「伝達の技」の両分野で新工夫が必要となりました。ボクの技の工夫の進展は結局、この願いに沿って進みました。

　本書でお話ししている工夫を、その視点から眺めてもらうと、それぞれの技術の位置づけが明確になり、理解していただく助けになりましょう。統合失調症者への援助としての「自閉のすすめ」も、その流れの副産物でした。

② 関わりの視点

初心者のころには「病む人の気持ちを受け止める」という考えはありませんでした。

ところが、生来、相手の気分の世界に巻き込まれる気性がありますので、状況としては自他の境界が薄れた「二人精神病」のような雰囲気が生まれていました。互いに影響しあい影響されあう関係です。当然、認識の歪みが双方に生じます。結果として、二人は病棟内で孤立感と被害感を共有しながら彷徨する状況となります。桜井先生・西園先生が救助の手を差し伸べざるをえない事態です。

ボクの気持ちは揺れていました。距離をとり客観の視点に身を移すことは、相手を見捨てる気分になるし、共振れし入れ込み巻き込まれる生来の気性と相容れないので、気分も姿勢も安定しません。この事態を乗り越えるには、精神分析という文化、なかでも転移・逆転移という概念が必要でした。

サリバンの「関与しながらの観察」という概念も救いでした。この時、仏教青年会の坐禅会で導師のおっしゃった言葉が思い出されました。「君たちが坐禅をしていて、無念無想になった気がしたら、それは眠っているのだ。君たちは途切れることなく雑念が湧くはずだ。それを弄らずにひたすら観察しなさい」これを「関与しながらの観察」に応用しました。観察の視点として

「空中に浮かぶ目」というイメージを工夫しました『精神科診断面接のコツ』をご覧ください。

ちなみにボクは、精神分析療法の中核の手段である「自由連想法」を、導師の言葉が示している姿勢ソックリそのままと理解しています。その理解は、ボクの目指す「告白をしないままの覆いとり」という内省精神療法に馴染むやり方です。

③ 御用聞き

自分の面接の有害性を自覚したボクは、毎朝、病棟の自分の受け持ち患者を訪問して、今日は心理面接を希望するか、ただの診察だけで良いかを問うのをルーティンにすることにし、「朝の御用聞き」と名づけました。患者の気力が充実しているときのみ心理面接をすれば、有害作用が少ないだろうと目論んだのです。これは有効でした。

外来で心理面接をするようになり考えました。患者は面接の日が近づくにつれて緊張が高まり平常心を失うだろう。これも面接の副作用である。むろん、面接後の副作用もある。前の副作用と後の副作用との間に、ほぼ平常心に戻っている時間が充分なければ、患者は面接がもたらす一種のトランス状態に漂い、面接の成果を吟味して統合する時間、すなわち「発酵の過程」を持てないのではないか。その考えを患者に伝えて賛成してくれた患者には、週一回、二週に一回などの面接頻度を設定するようにしました。

後年になると、独りで行う自己内省からの話題や意欲や機運が整ったときに電話で予約を取る、という構造を好んで提案するようになりました。「一期一会方式」と名づけました。この構造は、現在のボクの心理面接やスーパーヴィジョンの基本構造となっています。

④ 対話の構造

恩師桜井図南男先生は自然で滑らかな対話を構築する達人でした。「金の輪・銀の輪・金の輪……」と対話の鎖ができて行くように見えました。そして相手はほぐれて癒されてゆくようでした。真似をして対話をしてみると患者は悪くなりました。

ある患者が「わたしが話すと、神田橋先生がその次を話すから、急き立てられて息切れがする」と言ったので気がつきました。銀の輪のつもりのボクの言葉は患者の連想に触発されたボクの連想を含んでおり、それは患者の連想に拍車をかけスピードアップさせて脳を忙しくさせて悪化を生み出していたのです。桜井先生は、金の輪だけでの鎖が出来上がるように言葉を添えてあげる面接をなさっていたのです。ボクの言葉は銀の輪を繋げてゆくという介入だったのです。

そのことに気づいて修正を努力してみてもなかなか直せませんでした、ボクが「生まれつきの気質」と「成育史に由来する我欲」とを見つめて自己を理解する長い時間が必要でした。

後年、パデル先生の連想に接してのボクの中に生じた崩壊体験で、逆の立場を確認できたことも役立ちました。いまでは、ボクの銀の輪をつなげる介入的対話は、スーパーヴィジョンの状況で活躍し、しばしば破壊力を発揮しています。そのとき、懐かしい気分がよぎります。

⑤「泥でも掴んで……」

先にお話ししましたように、有害作用があることは作用力があることの証拠である、との居直りに加えて、二人精神病の状況を経た症例はのちの治癒像が豊かで柔らかであるとの印象があることがボクを励ましました。

面接の有害性はシステムの破綻であり革命になぞらえられると思いつきました。そして面接の有害作用をごく早期に察知できればシステムの弱点を診断でき精神病理の診断に役立つ、と考えて工夫しました。

現在のボクは、僅かな言い回しや認知の歪みをサインとして、早期の統合失調症や双極性感情障害や軽度の発達障碍を察知するのを日常の診断技術としています。

最近のボクは、部分的で限局的な破綻を引き起こして部分的な二人精神病状況をしつらえ、それを介して外来レベルで、小さなしかし深い精神療法をしてみようと工夫しています。これは、新海安彦先生の診察に陪席して「賦活再燃・添え木療法」の現物を目撃し、さらにミルトン・エリクソンの技法を知って以来、二〇年間抱き続けている夢です。

四　研究と教育

幼いころのボクは一を聞いて十を知る、知った気になる子でした。つまり「一知半解」が日常だったし、いまでもそうです。充分に検索して確かな知識を得ると、それが束縛となって気ままな連想ができなくなるから嫌だという、いつもの束縛恐怖が一因なのでしょう。

むろん半可通であるとの自覚はありますから、そのせいで、知識が、ことに文字を介して知ったことが、まったく自分を支えないという奇妙な性格に育ちました。五感で捕らえうること、その実体験と連続している言葉、それ以外は自分の支えになりません。ですから、ボクは実験が大好きであり研究が大好きです。だけど、通常の「研究」は大の苦手です。

理由は四つです。最大のものは、①自分なりの把握感と理解が得られたら、そこで熱が冷めます。その後データをそろえて、読者が納得するような論文を書くのは、自分にはほとんど責苦に近い徒労と感じられるのです。

②文献を読むと、目的以外の部分に引き込まれ、連想やアイデアが噴出して、自分の研究の当初の目的から興味がそれてしまいます。

③おそらく発達障碍のせいで、外国語がまったくダメです。人一倍日本語の言い回しが得意なので、外国語を読み書きしていると、ひどく不自由で自己嫌悪に襲われます。前にもちょっと触れましたが、英国留学して、五感を総動員して暮らしていると、かなり英語になじめるようにはなりました。ボクの脳の学習能力の特性でしょう。とはいえ、本質として外国語が苦手なのは変わりません。

④ボクは動物とヒトをとても近い親戚と感じるので、動物を傷つけるのは頭が真っ白になり

手足がすくみます。動物実験が出来ません。動物の方は何をされるのか知らされていないし同意もしていないのに、と連想してしまうのです。これも発達障碍の一部かもしれません。

そうした事情でこれまで本物の論文は書けず、エッセイに分類されるものしか書いていません。しかし、研究テーマやアイデアは絶えず湧きます。アイデアの源は面接の有害性のところでお話しした「システムの弱点探し」と同じ技術です。すなわち、現在主流となっている学説、その論理システムと心のうちで対話してみて崩れやすい部分を察知し、崩す手立てとしての研究手順を発案するだけです。上級医師になったころ、いろいろな臨床研究のアイデアを後輩に提案してみても、自身に論文や研究業績のないボクのアイデアなど見向きもされません。ボクの提案から十年ほどして、おなじアイデアでの研究論文が外国から出されて、はじめて注目されることがありましたが仕方ないことです。

幼いころから、ボクは教えるのが好きでした。ほとんど嗜癖と言えるほどに好きです。幼稚園時代も小学校から高校までも、教え魔でした。ボクが教えて相手の表情が晴れやかになるとボクはハッピーでした、いや正確には、虚無感や自身の無力感に束の間の癒しが与えられます。家庭教師の達人になったのも故ある流れだったのです。

研究ができず、組織マネージメントの能力が無く、自分の好奇心のみに忠実であるという我がままのせいで、絶対に大学に不向きである、と自覚しているボクが大学を離れる決断がつかなかったのは、ひとえに、唯一の悦びである教える活動の場に嗜癖としてしがみついていたからでした。あらゆる嗜癖者に共通する苦痛がありました。ボクの人生の最も辛い時代です。

縁あって、外の世界に公開スーパーヴィジョンという場を得て大学を去ることができました。嗜癖の場を代えただけ、あるいは、嗜癖に善用の場を与えたのです。ようやく自分にふさわしい人生が得られ、今日まで歩いてきました。

第四章　精神分析から

精神分析のマニアとして精神科医になり、他の領域には興味のなかったボクは、西園昌久先生の指導で精神療法の修行に入りました。当時先生は Anaclitic Psychotherapy という治療手技を創案され、重症神経症や境界例の治療を開拓しておられました。

この方法は、ごく簡単に言うと、向精神薬大量投与により自我防衛を緩め、必然的に生じてくる退行状態への関わりを介して健全な対象関係を作り、その新しい治療者・患者関係を足場に、「人生早期の対象との関わりに起因する自我の歪み」を洞察させ修正してゆく治療でした。

ボクは境界例に魅了されていましたので、桜井教授が境界例の治療を学位論文のテーマに指示してくださいました。当時の境界例は、神経症と統合失調症の境界を意味しており、その多くは今日の統合失調型パーソナリティ障害に分類される病態水準の患者でした。そのような患者の治療をしながら西園先生のスーパーヴィジョンを受け、論文の指導を受けました。それがボクの精神分析や精神療法への船出でした。

いらい半世紀近くのボクなりの収穫は、『発想の航跡』『発想の航跡2』『精神療法面接のコツ』『対話精神療法の初心者への手引き』『臨床能力を育てる』に収載していますので、そちらへ預けて、本書では、落穂ひろい・楽屋話のようなものをお話しして、ボクの体験の近くに来ていただくことにします。そのことが本書の企図に添うからです。

一　退行と進展

Anaclitic Psychotherapy では、患者は退行して母代わりの看護師に甘え哺乳瓶からミルクをチュウチュウ吸うような状態になります。主治医に対しても幼児風依存が現れます。当然、こちらもそれに対応した親的な態度で接するのが自然です。そう出来ることが「中立性」だと西園先生に教えられました。この教えをいまでもボクは守っており、その、「患者と共にいる」姿勢に「空中に浮かぶ目」を付添い人としてバランスをとるようになっています。

しかし初心者の当時は、患者の退行状態に合わせての親の態度、通常の親がしている赤ん坊を相手の態度ができませんでした。その態度は親自身の退行を含んでおり、だからこそ波長あわせができるのだと分かっていましたので、日常生活で退行場面が苦手である自分に直面することになりました。

そして、「共有する波長の合った相互退行状況」俗称「親ばかチャンリン」を作れない親が自我の歪んだ子どもを作るのであり、著名人や教育者や宗教家の子弟に問題児が輩出する一因であろうなどと連想しました。そうなると、人格の成長度を量るには、状況にふさわしい退行を駆使できる退行能力に注目すればよいのだ、と思いつきました。

そう思って、治療中の患者に目を転ずると、退行のそこここに、いままでに無かった健康な機能が仄見えるのでした。つまり、退行と成長は同時に共在するのです。おそらく、抑えられてきた自我の健康部分が、退行によって自然に解放されるのでしょう。

さらにまた、治療の仕上げの時期になり外来治療になってから、再び小さな退行と成長とが繰り返されました。それを精神分析学では反復強迫と説明できますが、ボクはむしろ西園先生の模式図の退行を経て進展へという経過は、無数の同じ図式の集合体から成っているのだと連想しました。禅の十牛図が好きで、あの輪が一回りしてはまた次の輪が回る、横から眺めると少しずつ進んでいる、という螺旋のイメージが反復強迫という説明よりも素敵に思えました。

このイメージはいまでも愛用していますが、ほどなく、白熱電球のフィラメントの二重螺旋を連想し三重・四重と連想して、とうとう、「部分の中に全体がある」とのテーゼに出会い、ホログラムの情報は盤を分割しても全体が失われないと何かで読んで、しばらく、精神現象のホログラフィックモデルなどと密かに考えていました。模索の旅はフラクタルという概念に出会って終息しました。そこから新しい世界が開けました。それについては、おいおいお話しします。

退行現象への注目を精神病理の領域の外つまり日常生活の場にまで広げてみますと、二種の退行がある、正確には、二種に分けて考えると連想が広がる、と気づきました。一つは「癒しの退行」と名づけたい形で、病的退行のほとんどから居酒屋での様子や睡眠までを含むもので、疲れ果てた現在の機能水準から撤退し休息と癒しを志向する退行現象です。この退行では、一段落した後のリフレッシュ感が健全さの指標です。「死と再生」のフラクタルです。いまひとつは「新展開への退行」と名づけたい形で、概ねは、現在の機能水準に余裕が出たときに出現します。治療現場では、苦痛が一段落して次の段階に進もうとする時期、言いかえれば「再生」の段階で、一見したところ不連続のように出現します。もっと普遍的なのは、治療関係が安定すると、楽しげな、意欲感を伴った言動として退行が出現します。「自我に奉仕する退行」と呼ばれるものの中核です。芸術療法の治療力の主要部分です。

この退行を理解するのに、ボクは脳障害児童のリハビリテーションの一派であるドーマン法の考えをヒントにしました。

ドーマン法では脳の発達段階は、より早期の機能がその次の段階の機能の基盤になるという幾重もの層構造をなしていて、どの段階かが粗雑に学習されると、その層以後の機能が不器用になる、粗雑に学習された層を同定してそこの訓練を集中的に行うと、それ以後の機能は自発的に発達して器用になる、と考えます。

「新展開への退行」は、粗雑に学習された層を自発的に提示し、学習の新訓練に乗り出しているのだ、と考えると納得できるような臨床体験が積み重なり、ボクにとっての治療過程の見立てのコツになりました。

ボクは、精神療法の目標は自己実現であり自己実現とは遺伝子の開花である、と考えています。「鵜は鵜のように、烏は烏のように」がボクの治療方針のセントラル・ドグマです。

遺伝子の開花を助けるような学習を積み重ねることが健康な成育です。しかし、人生その時々のさまざまな事情で開花は果たされていません。治療の流れのなかで余裕ができたとき、し残されていた資質の開花が遅まきながら図られるのだと考えておくと、治療経過のある瞬間に「これは、新しい自己の資質の発見と展開かも」とのアイデアが湧き、治療の現局面への対応を誤らないように思います。

攻撃的な言動が出たとき「自己主張スペクトラム」が展開してゆく基盤作りかなと考えてみるのです。この現象は日常生活のなかでは頻繁に観察されます。

健康法としてジョギングをはじめ、熱中してボストンマラソン出場を目指す人を「伸びる機会を奪われていた、運動スペクトラム」の展開と考えてみたり、「伸びる機会を与えられなかった、熱中スペクトラム」を想定したりするのです。

ジョギング同好会で、走った後のビアパーティにはまるなら「腕白集団スペクトラムのルネッサンスか、新展開か」と生活史を点検するのです。

患者の「夢」を参考にすることも有用です。願望という意味の夢と睡眠中の夢との両方です。

ボクはB級C級グルメが大好きです。なかでも屋台が一番です。いわゆる「いか物食い」です。それも仲間とワイワイ喋ったり、店の人と会話したりが幸せです。幼い日、極端に胃腸虚弱で、一切の買い食いは許されず、お祭りに行っても食べ物は買ってもらえず、紙芝居屋の水飴を買うことは禁止され、そのせいで仲間との付き合いが乏しかったことに関係しています。

そうしたものを「反動」と呼ぶのは治療的でありません。ボクは屋台愛好の行動から、人付き合いの機能を育て、生来の発達障碍に由来する仲間活動能力の貧困をずいぶん改善できています。「人懐っこさスペクトラム」の育成・展開だと考えています。ただし、時節遅れの新学習ですから粗雑さは否めません。

またボクは、物心ついたときから空を飛ぶ夢をほとんど毎晩見ていました。なかなかスイスイと飛べずにもどかしく、時として滑らかに滑空できると夢の中で幸せでした。ずっと続いていたその夢は、大学を辞めたときから全く見なくなりました。「束縛離脱スペクトラム」が夢の世界から現実界へと展開したのだと思います。

第六章でお話ししますが、離魂融合法を用いて本人に相性の良い風景を探りだしたとき、二、三歳頃の風景が最も癒しの力を持つようです。

ボクはこれは文字言語獲得以前のイメージ水準への退行が癒しの力を持つのであり、それを汎化して考えると、治療情況のなかで文字言語を排した五感領域を体験することが治療力を持っており、フォーカシングという治療技法では、非言語的世界への退行による、学習最適状態が惹起され、それが自然治癒力の喚起作用を持っているのかもしれないと考えます。

文字言語由来の概念は言語によりパターン化されることで、観察行動の硬直化、認識行動のパターン化をもたらします。パターン化はあらゆるシステムの場合と同様、心身システム活動の効率化であり、同時に硬直化です。概念言語以前の水準への退行は、パターンがもたらした硬直化からの離脱をもたらすという、体験のリニューアルを可能にしますから、すべての精神療法の基底です。

二　言語と非言語

このテーマと転移・逆転移のテーマとが、ボクの精神医療の、ことに技についての二大テーマでした。その詳細は『発想の航跡2』のなかに「迷いながら歩いてきた」やその他で語っています。しかし、今にして思えば二つは同じテーマの一部だったのです。

退行した患者に波長を合わせて対応していると、本音や未整理の感情がぶつけられてくるときがあります。考える暇もなしに即座に応対せねばなりません。

そのときボクの生身からの感情が発したとき、言い換えればボクの心底が開かれたとき、患者との出会いが生じ、治療の進展があるとの体験を幾度か繰り返しました。

治療の阻害因子と位置づけられていた「逆転移」の価値が見直され始めた時期でした。ただし、その新しい流れは、「認識の手段としての逆転移の治療的意義」をめぐっていました。ボクの場合は自己開示のテーマと一緒に現れたのでした。

ボクはいまでも、治療上役立つ自己開示とは「いま・ここ」における逆転移の開示であり、それが現実の治療関係の構築・再建となり、フラクタル構造として、人間関係全般に汎化すると考えています。

赤ちゃんと遊んでいるとき、すなわち「親ばかチャンリン」の極地をイメージしてもらうと分かるように、退行状態関係での自己開示では言語内容よりも感情態度つまり非言語の要素部分が大きくなります。

また、通常のヒトのコミュニケーションでも非言語的要素の役割が七〇パーセントだと何かで読んだので、非言語コミュニケーションを使って互いは無意識裏に言語コミュニケーションの補正を行っているのだと分かりました。余談ですが、昨今の発達障碍者の対人関係での不器用さの主因は、このあたりにあるのだろうと思います。

非言語的要素がコミュニケーションの主要部分であるなら、統合失調症者への混乱惹起的コミュニケーションの典型としてダブルバインドがあげられるのは理の当然だと感じました。

さらに、ボクの非言語的コミュニケーションを患者が無意識裏に受け取っているのなら、同時にボクも患者からのコミュニケーションを無意識裏に受け取っているはずであり、それを意識化できれば事態の的確な察知になると考えて努力しました。つまりボクの場合、「認識の手段としての逆転移の活用」という技は最後に達成されました。その中の一つに「関係念慮を持つ」という技法があります。

三　関係妄想風を持つ技法

これは統合失調症者との面接で気づいた方法です。境界例の精神療法から出発して、統合失調症の心理的サポートに熱中していた時期がありました。その成果は『自閉の利用』という論文にまとめました。

面接の中で気づきがありました。統合失調症の患者は治療者の言葉を「当てこすり」と受け取ることがしばしばあり、繰り返し観察するうちに、その誤解は面接の場の瞬間の雰囲気に触発された連想であり、関係妄想の発生の機序の一部を表わしていることが分かりました。それを裏返すと、統合失調症者は「いま・ここ」の雰囲気に捕らまえられており、そこから離れた連想が湧くことは少ないといえます。

そこで、患者の連想をことごとく「いま・ここ」の雰囲気の指標であると受け取ってみました。そうすると、関係妄想の味を体験でき、人工的な二人精神病の構造をインスタントに作れた気分になりました。場の雰囲気そのものは密やかなありようですから、見逃すことがあります。が、患者の話を関係妄想的に膨らませて聴くことで、気づきが容易になります。

この方法は統合失調症以外の精神療法面接の場でも有用であることが分かりました。場の雰囲気と相容れない理解は大変な的はずれになり、面接を台無しにします。しかも、患者の側から治療者の的はずれを指摘することが困難です。これに反し、関係妄想的聴きとりで理解を返したときは、治療者の的外れを患者が指摘することも容易です。治療者の注意が場の関係に向けられ続けていることを知って、患者は「共に在る」気分に支えられるからでしょう。

すなわちこの技法は、治療者の感性を助けつつ患者をサポートするという一石二鳥の効果を持っています。ボクはこの技法を推奨することで、スーパーヴァイジーの訓練に役立てていますので、一石三鳥になっています。

四　非言語コミュニケーションの工夫

非言語がコミュニケーションの基盤だと考えるようになり、面接場面での姿勢や表情や椅子の位置や視線の高さなどを工夫しました。その一部は『精神科診断面接のコツ』に載せています。

寄席芸に耽溺していた当時、パントマイムにも興味がありましたので、その頃を思い出していろいろと工夫しました。しばらくして気がつきました。工夫して有効であるとして採用された仕草は型です。繰り返し練習して身に沁みこませる型です。しかし、型をそのまま繁用したのではワンパターンになります。場面ごとに微調整して発揮されねばなりません。その行き着くさきは「型より入りて、型を脱す」です。芸道の終点としての融通無碍の境地は、あらゆる実務家に普遍の理想郷であるはずです。

ならば、最初に型を身につけることの意義は何なのだろう、と思案した時期がありました。ずいぶん長い思案の末、気づいてみれば馬鹿みたいな結論を得ました。すなわち、われわれは成育の過程でさまざまな型を身につけている。それらが邪魔になって新しい世界で生きることを妨げている。そうした過去の学習成果をチャラにして赤子の状態となって新しい学習世界に臨むのが理想であるが、それはほとんど不可能であるから、次善の策として、未来への改変可能性を秘めた基本の型を習得させることで過去からの離脱を図るのだろう。

そしていったん型を身につけた後は、状況に応じて型を微調整してゆく。その際、目前の状況だけでなく、チャラにしたはずの過去の学習成果としての旧型の再登用が行われるのであろう。さらにこの論理は治療者の成長過程の説明にとどまらず、すべての精神療法、ひいては人間成長の基本メカニズムの説明となりうるだろう、と考えるようになりました。

言語・非言語と分けてすぐに、言葉のなかの非言語部分に気づきました。言い回しやイントネーションや間や方言の挿入など、つまり三亀松の語りの世界の中心部分です。

自分で語るときも、他者の語りを聞くときも、そうした非言語部分に豊かな情報、なかでも関係の現在の表出が有ることを意識するようになりました。ついには、書き言葉についても非言語部分を見て取るようになりました。漢字・カタカナ・句読点・て、に、を、は、などに注意をはらうと文章の読み・書きが味の深いものになることを知りました。

ボクは、非言語の大切さに目覚めて「芸術療法」の世界に参加するようになっていましたが、言葉も非言語部分を沢山含むことを知って、言葉とそれが生み出すイメージ界だけを使って芸術療法を行えるはずだ、と考えて工夫するほうに転向しました。「包丁一本さらしに巻いて、旅へ出るのも板場の修業……」という歌謡曲の歌詞が大好きです。さすがに徒手空拳では限られた料理しかできませんが、最小限の道具で何とかこなしてゆく技術の世界が好きです。身体や生理や精神との連続性が感じ取れて確かな気分を生み出すからのようです。

① 発声練習

言葉のなかの非言語コミュニケーションとして、言い回しやイントネーションや間や方言などに注目するようになってほどなく、最重要なものは音声であると気づきました。

音の中で癒しの効果のあるのは自然界の音や音楽の音であると思いました。現人類の発生のときから自然界に存在した音は、それに馴染むようにヒトの心身が進化しているだろうから、最善の癒しの音であろうと連想しました。

以前から、プロの民謡歌手の歌声よりも土地の古老の民謡の声の方が癒しの力があることに気づいていましたが、それは当然だと納得しました。生活や生命や身体の表出としての声の力であろうと思いました。何とかしてそのような発声を身につけたいと願いました。

そのころ、九州大学のドイツ文学の教授でいらした高橋義孝先生のフロイトについての講演を聴きました。先生の声の豊かさに魅了されました。先生は長年謡をなさっていて能楽堂の舞台を務められるほどの名手でいらっしゃると知りました。謡などは縁遠い世界ですが、幼い頃の鹿児島では薩摩琵琶や詩吟が盛んでしたので、親近感がありました。福岡の自宅の近くに詩吟の先生が教室を開いておられたので入門しました。

詩吟の発声法と民謡の発声には似たところがあります。臍下丹田に小児の頭ぐらいの球体をイメージして、吸気の際は球体を後方へ回転させる。発声は呼気ですから、球体を前方へ回転させる、というトレーニングをしました。横隔膜の動きにも注意して、腹式呼吸を心がけました。

また、声楽家の文章のなかに「声を背中からだして、頭を越して観客席へ届ける」イメージが載っていましたので、それを取り入れましたが、面接の中では使えません。注意が患者の方へ向いてしまい、背中に向かないからです。

管楽器は管が長い方が低い音になり管が短いと高い音になることをヒントに、気管を尾骶骨まで延長した管のイメージを作り、声がどの高さから発生するかをイメージしてみると、低い位置から声を発するイメージだと低い音になり、喉のあたりから発生すると甲高い声になり、脳と声帯だけで喋っている印象になるのが面白く、他者の発声を観察しその人の生きる姿勢を推量して楽しんだりしました。

そのご太極拳を習って全身にくまなく注意を配分できるようになるとともに、丹田の球体のイメージはやめて、全身のすべての骨を球体の時と同じ動きをさせる、すなわち吸気のときは個々の骨が一斉に後方へ転がる動きになり、発声の際は呼気となるので骨は一斉に前方へ転がる動きになるようにする事へ改変しました。

そのご呼吸法について「達人の息は踵から吸う」との文章を読み、吸気の際には後方へ回転する動作に、左右に在る骨の場合、互いの骨の下方を八の字に開く動きを加えました、当然、発声の際には上方が開く回転が加わります。さらに、背中から声を出すべく、呼気の際は背中側が開き、吸気の際は前方が開くという動きも加えましたので、複雑なイメージ作業になりました。横隔膜の動きは意識しなくなりました。意識せずとも腹式呼吸が順当にできるようになっていました。

そのご呼吸の健康法を工夫していて、身体が無数の風船で出来ていて吸気は鼻からだけでなく全身の皮膚からも吸われて均等に風船を膨らまし、発声はすべての風船からの呼気によって全身から発せられる、いいかえると全身で呼吸して全身で発声するというイメージに到達し、これは意識としてはシンプルなので、面接のなかで自然に使うことができると満足しています。

発声練習の最終段階はホーミーとの出会いでした。テレビの番組でモンゴルのホーミーという歌唱法が紹介されました。倍音を伴うので二つの声が発せられる、魔法のような歌唱法です。遠くまで伝わることと癒しの力を持つことが特徴なので、ぜひ身につけたいとあれこれと工夫しました。ほどなく、声を頭蓋骨に共鳴させるのがコツであると分かりました。

さらに、ホーミーほど際立っていなくても、世界中の宗教歌唱には必ず倍音が含まれていて、癒しの力を発揮していることを知りました。仏教青年会で読経の素敵なお坊さんの声を聞いた時の思い出が蘇りました。コーランのＣＤを聞いてみると、ほれぼれするような倍音でした。声での癒しの技を身につけたいと練習に励みました。練習していて、頭蓋骨だけでなく体の骨格全体を共鳴器とすれば、声に倍音を密かに含ませる発声ができることに気づいて練習しました。
また、外来の廊下の建物を共鳴器にすると、離れた待合室にまで声が届くことに気づいて、愛用するようになっています。

面接の場で声を発する際には、ボクの声が相手の声を包むというイメージや、クサビ状に突き刺すイメージや、揺すったり揉みほぐしたりして柔らかにするイメージなどを工夫しています。

発声の工夫を続けていて気づいたことが二点あります。

その一つは、相手の声の変化に敏感になり、声を聞いただけで体調などを含めた背後状況を推測する能力が増したことです。どのような分野でも、感受性すなわち受信機能を訓練するには情報発信の訓練をするのが早道だと知りました。

二つ目は、自分の身体内部への感覚が鋭敏になると、相手の身体内部への察知力が鋭敏になるということです。「相手の身になる」のフラクタルです。この効果に注目すれば臨床能力を限りなく発展させ得る、というのがボクの印象です。

五　治癒機制

精神療法で治癒が起こるのはなぜだろう、との疑問は最初からありました。はじめは精神分析のイド・自我・超自我の図式で考え、洞察がエネルギー配分を変えることで、治癒が生じる、と納得していました。ほどなく、この図式は生活体験との連続性が希薄で、確かな気分が生じないので嫌になりました。

そこで、精神分析の図式を少し改変して（というよりフロイトの古い図式に戻って）、生体を取り囲む経験学習バリア、その外側の外部環境という図にしました。経験学習の集積であるバリアは、外部環境との関係では出自である個体としての機能であり、包まれている生体との関係では学習で取り込んだ外部環境の機能を発揮します。つまり、生体と外部との調整役でありフロイトの自我概念の原型です。

生体側の都合に組しすぎると外部環境との摩擦が酷くなるし、外部環境の事情に組しすぎると生体に無理を掛けて病を引き起こすので、いつも落としどころを模索して悩みの絶えない揺れる存在です。そして精神療法はその揺れる機能を援助することだと考えました。これなら生活体験と馴染むので落ち着き、いまもこの図で考えています。『精神療法面接のコツ』を参照してください。

図式は出来たものの、それは健康法を考えるのには便利でも、すでに病んでいる生体の治癒機制を考えるには不足です。考えあぐねて到達したのは「生体は自然治癒力を備えている」という、これもまた平凡な洞察でしたが、精神療法の経験から、「洞察は平凡なものが正しい」と知っていましたので、納得できる落としどころでした。

そのご、自然治癒力とはなんだろうとの疑問が生じました。長い年月を経て、自然治癒力とは「生きている」という機能が異常事態に呼応して発動されている姿である、とのこれもまた平凡な洞察に至りました。生きているものには自然治癒力が備わっているのです。そして、バリアはそもそも自然治癒力の産物なのです。

バリアはもともと自然治癒力の発動なのですが、それが外部環境の事情に傾きすぎて、母屋である生体に対しあたかも外部環境のように作用することが、多くの精神疾患の原因であり、症状としての異常な現れは、病の原因よりもむしろ生体の悲鳴やバリアへの反逆というあらたな自然治癒力の発揮の現れであろうと図式化してみました。

治療介入についても考えました。

薬物は生体を直接変えますが、バリアが使うエネルギーは生体のものですから、薬物によってバリアの機能力は変わります。むろん、薬物は学習に由来するバリアのパターンを変え得ませんが、生体とバリアとのエネルギー配分が変化した結果、生体の自然治癒力がパターンの組み換えをするように動きだすからでしょう。その際に当然、外部環境が組み替えの新学習に寄与するはずです。

この平凡な図式が、薬物だけの治療から環境調整・作業療法・精神療法までを包含しうるので、ボクの考えの幹になりました。薬物以外の上記三者は、外部環境の操作を介してバリアの組み換えを促す、つまり自然治癒力への「誘惑」であるとの治療論が完成しました。病因論と治療論については、第五章でお話しします。

六　精神分析理論への関わり

繰り返しお話ししますように、ボクは自分の心身活動や生活実感とつながらない抽象概念や理論図式に馴染めない性があります。学問の世界に馴染みにくい一因です。そのせいで、精神分析の世界で登場する新しい考えや言葉群について馴染むのが難儀でした。なんとか日常体験の言葉で置き換えて実感を掴もうとしました。

また、種々の考え方や概念に接したとき、その考え方が登場する必要性は何なのか、名前をつけることで把握したあるいは理解した気になるという、自他への欺瞞工作ではないのかと疑う癖がありました。実感を掴もうとする努力と工夫は、のちにスーパーヴィジョンや講義の際に役立ちました。

同じような性の人は外国にもいるらしく、精神分析の術語を整理して述語の数を減らそうと試みた論者や、「抵抗」「転移」などの名詞形の概念を「抵抗する」「転移する」などの動名詞に替えることで、精神分析家の考えの世界を柔軟にしようと提案した論者もあり、ボクはとても共鳴しましたが、立ち消えになったのか、主流にはなっていません。

逆に、新しい術語を創作する人が精神分析の新しい主流になる傾向が目立ち、ボクには馴染めない世界に成長していく様子を寂しく思っています。

同じように共鳴して、いまでも大切にしている考えがあります。それは分析治療の結果の新しい視点をもとに、成育史が見直される現象についてです。新しく描き出された成育史はこれまで維持してきた歴史像に置き換わるのではなく、その横に置かれ二つの相互干渉が期待されるという考え方です。

「歴史とは何か」とのテーマに惹かれていたボクはこの考えに共鳴しました。歴史は現時点での総括であり、二つの歴史像を維持し続けると考えが柔軟に保たれ、将来第三の歴史像を容易に作れるだろうと考えました。

その考えは発展し、相反する考えを保ち続けて相互干渉させる「葛藤」という状態こそが理想的なこころのありようだと考えるようになり、「正・反・合」の合を終点とせず、その合を新たな正として即座に反を設定して維持するという知的な構えに努めるようになりました。「大迷即大悟」などと連想しました。葛藤礼賛の姿勢です。

さらにまた、対話精神療法での言葉の役割として、患者の考えや言葉の傍らに、よく似ているけどわずかな部分が異なる文言をそっと置くことで、両者の間に干渉作用が生じ、それが膠着状態を揺さぶる治療効果を生むのであり、パロディーや川柳のもたらす効果と同質であろうと考えました。このあたりは幼い日の言葉遊びの系譜であり、ボク自身の退行即進展です。

精神分析の治療現場では「解釈」という言葉の形で、治療者の理解が患者へ告げられます。これも傍らに置いて成り行きを一緒に観察する作業だと考えを変え、語り口を工夫すれば、洗脳であるとの危惧をずいぶん減らすことができ、解釈は必ず疑問文の形で告げられねばならない、との技法上の心得が不用になると考えるようになりました。

理論を信じ理論を物差しとして患者の言動を理解し解釈する習慣、を減らしましたので自分の見立てや理解に自信が持てなくなりました。

「投影」「投影性同一視」などの概念は机上の論としては理解でき、自分の生活体験としてはその存在に同意できますが、臨床現場で使おうとすると、「投影」という判断自体がこちら側の投影の産物ではないかと自信がないのです。

そのほかにもいろいろなことがあり、患者の「転移」なのか治療者である自分の「転移」に対する患者の「逆転移」なのか見定めに自信がなくなりました。

患者の深層の病理が露呈しているものやら、ボクの治療の副作用による混乱やら分からない、これらは結局、自己認識があやふやだからであり、教育分析という個人分析を経験していないからだと考えて、岐阜の山村道雄先生に個人分析をお願いしようと考えました。

先生は「自由連想」を大事にされていて、いつも自由連想をしておられました。いつも小さく唇と舌とが動いていました。ボクはもの心ついたころから絶えず雑念の類を連想していました。そのせいで、山村先生に親近感を抱いていたのです。

ボクの申し出に師匠の西園先生は、むしろロンドンに行きパデル先生の指導を受けたらどうかと勧めてくださいました。英語が出来ないのになぁと不安を抱えながらの留学でした。

もう、あちこちで書いていますので繰り返しませんが、いま思い返すと、パデル先生の示してくださったのは、ボクとの間に箱庭の枠のような確かな雰囲気を保ちつつ、ボクの発言に対しご自分の連想を添えて、両者が絡み合い干渉しあって新しい視野が創出されるのを期待する、という技法であったような気がします。その透徹力は魔法のようでした。毎回が崩壊の体験でした。

ある回で、ボクの話を聞いておられた先生は「ジョージのお父さんは医師ですか？外科医ではありませんか？」と訊かれた。ビックリしたボクは「その通りですが、どうして分かったのですか？」と質問しました。先生は「あなたの理解は、患者を切るから」と言われました。ボクが父の期待する外科医への道を拒絶した際のアイデンティティーに纏わる深部が露出していたのだと思い、現在のなかに潜む過去を察知するというボクの技法上の夢は達成可能なのだと確信しました。

後になって、西園先生に、パデル先生はフルネームをJohn Hunter Padelと言われ、偉大な外科医John Hunterの系譜に連なる方であると聞きました。ボクは、先生が自身の個人史に連なる連想を沸きだせるような心もちでボクといてくださったのだ、と堪らなく嬉しいのです。

以来、ボクの技法は患者の言葉にボクの自由連想を添える形になりましたが、揺さぶりの力が大きいので、もっぱらスーパーヴィジョンの場で使っています。

パデル先生からの学びの核心部分、すなわち崩壊と再生の体験の中心は、「外界」概念の変革でした。

日本で勉強していたとき、「外界現実」とは万人が共有している現実を意味していました。そして、それを自分が正しく認知できているか否かでボクは立ち往生していたのでした。

ところが、パデル先生が常に注目しておられるのは、患者の内部に表象として映し出されている外界でした。ですから、外界との関わりや葛藤とは「表象としての外界」との関わりであり葛藤でした。言い換えるとすべては心の内界におけるドラマなのでした。

この姿勢を知って、ボクの悩みの大半は解消しました。すべては表象界の出来事であると納得しました。最近いろいろな方から、ボクの姿勢はフッサール現象学と同じだと言われるので、少し本を読んでみましたが、出てくる言葉が難解で理解できません。日常体験や自分の心身活動と連続した言葉でないと理解できないという、恐らく発達障碍のせいで降参してしまいました。

幼い頃からの癖で、言葉はイメージを運ぶ荷車だと感じていましたので、精神療法対話の場でもイメージを受け取りイメージを送り込むという心積もりでいました。

ところが芸術療法ことに連句療法の体験から、受け手のなかにイメージを喚起する言葉の使い方、作用があることに気づいて、言葉だけで芸術療法が充分に可能であると確信し、工夫を続けました。まだ、駆け出しのころ、師匠の西園先生から「君は気づいていないかもしれないが、天性のアジテーターだよ」と言われ、学問に向かないと言われた気がしてガックリしたことがありましたから、すべては資質の活用なのだろうとも思います。

精神分析の概念のなかで「徹底操作」と「昇華」とが嫌いでした。洞察が得られても即座に生き方のパターンが変化するものではなく、洞察を生き方に反映させるための繰り返しの練習が必要との臨床現場での観察は正しいのですが、その観察内容は学習理論で滑らかに説明できるものだと考えました。

「昇華」の概念はいま置かれている外部環境の価値観への迎合を含んでおり、「昇華」が反論不要の価値と見なされているのが不満でした。多くの創造性や革命は外部環境への反逆の面があり、それをあらかじめ貶めてしまう概念は嫌いでした。代わりに、ユング派の「自己実現」やロジャース派の「実現傾向」の概念の方が好きでした。

現在では、先にお話ししましたように、生来付与されている遺伝子やその他の可能性が開花することが「自己実現」であるとの考えに至り、とりあえず納得しています。

「抵抗」「防衛」などの言葉は治療者のなかに攻撃的な気分を引き起こすことに気づき、抵抗を「馴染めぬ」、防衛を「工夫」と言い換えることで支持的な気分を引き起こせると気づきました。また「解離」「否認」などのマイナスの価値を匂わせるような言葉に「能力」を添えて「解離能力」「否認能力」と言い換えると自他の連想力を促進する効果があることに気づき、その延長上に「言霊」の重要性を連想するようになりました。

いまでは、精神分析の考えの大部分は学習理論で置き換える方が自然であるように思います。しかし、精神分析独自の業績として残したいものはあります。「無意識」という仮設、「自由連想法」という手段、それとフロイトが終生維持したとボクが信じる、常に「脳」を意識しながら考えを進める姿勢がそれです。

日常体験との連続性が掴めないと心もとなく、日常語で置き換えることができないと理解した気になれないボクは、心理を考えるときには脳と進化論とを参照する癖が捨てられません。いつも、犬では、ミミズでは、アメーバーではどうなんだ、と自分に問うてしまいます。

この癖を見抜かれたのでしょう、お別れが近くなったある日のセッションでパデル先生は「ジョージの考えは精神療法の仲間には理解されなくて、生物学的精神医学の人々に理解されるかもね」とおっしゃいました。ボクは先生の精神分析がそうだと感じていましたので、嬉しくて幸せだったことを昨日のことのように思い出します。

むろん、脳や進化論から縁の遠い概念や考え方を価値が低いと思ってはいません。人だけが専有する文化は、人にとっては最も価値あるものです。価値尺度自体が人の文化ですから当然です。しかし治療という特別の現場では、身体との架け橋を沢山もっている概念や考え方のほうが有用であるだけです。

七　部分と全体

部分と全体のテーマは、ごく初心者の時から気になっていました。

先にもお話ししましたように、現症のなかに過去や生育史が潜んでいるはずだしそれを読み取れるようになりたい、との診断作業に纏わる問題意識が出発点でした。心理テストが人格の全体像を捉えうるのは何故か、の疑問も同じ性質でした。

ホログラムが小さなかけらでも全体像を含んでいるとの知識は魅力的でした。そうなると一瞥で全体を把握可能であり、第一印象がしばしば的中することも不思議でなくなります。だけどこのモデルを治療手段にまで広げて用いるのは無理があるように感じていました。

①フラクタルとの出会い

フラクタルという考え方を知って、すっかり魅了されました。ごく単純な数式の繰り返しで複雑な自然界が構築されてくるという考え方は、ボクには無限の可能性を秘めているように思われました。

僅か一週間に一回五〇分の面接が生活全体に影響をおよぼすのも、箱庭の中に全人生が映し込まれるのも、「わたしを変えたあの一言」という現象も、すべてフラクタルの仮説で説明できるように思いました。

そして、自然界がフラクタルの構造をしているのなら、人の心身世界もフラクタルで構成されている筈である。さらにまた、その構造が微細に確立していれば、柔軟で安定の良い、言い換えれば復元力豊かな構造であり、人の文化の侵襲がフラクタル構造を毀損し復元力を弱めているのが病の本質だと考えてもいいかもしれない。

象徴機能やメタファーの力はフラクタルの典型的現れであり、その強化や再建は復元力の回復に欠かせず、数値や因果図式はフラクタルを構成しにくいが故に、病因力を備えている、などと連想しました。例を挙げて説明しましょう。

心理治療の専門家を目指す新人がクライアントに対面します。その際、学校やトレーニングで学んだ専門知識を役立てようとするのは誤りです。

個体発生は系統発生を繰り返すというテーゼを思って下さい。他者への援助行動や意欲は人の生得的な資質です。それどころか、飼い犬が主人の体調を思いやる行動を見せることは周知の事実ですし、その特性を活用しているのが、介護犬などの制度です。

新人はまず素の人としてクライアントに挨拶をしてその瞬間、他者を援助する仕事を志した日を思い出して下さい。古来たくさんの人々が志と個人的な知恵とで他者の悩みに対してきたのです。しかし、素人の知恵だけでは限界があることが判って、専門知識を持った専門家が登場したのです。その歴史を思い、素の人間として共感し助言するのでは限界を感じたとき、やおら専門知識を参入させるのが正しいのです。

その際も、まだ身についていない知識や技術がほとんどですから、「わたくしが師匠に教わったときは……ということでした」などと知識の来歴を明かして伝える方が歴史経過を生かすフラクタルになります。

さらには、なにか新しいテーマが出てきた時に、はじめは素の人として反応すると、個々の面接場面が治療全体のフラクタルとなります。セッションの終了時に素の人間として挨拶して別れる習慣を持つと、それは治療契約の終結時のフラクタルとなります。

このように心がけ続けると最終的には、常に素の人間すなわち素人が基盤にあり、さらにその下には生物としての自己があり、素人の層の上に専門家としての自己があり、さらにその上に自分が依拠する心理療法論があり、その上に最近の知見や新技術が載っているというピラミッド構造が出来上がります。

このようなピラミッド構造を意識しておくことが必要なのは、むしろベテランの治療者であるかもしれません。これを強調しておきたいのは、昨今注目を浴びる「魂」のテーマへ対応する治療者の能力は、このピラミッドの最上部にあるとの誤解があるようだからです。魂のテーマに対応する能力は、このピラミッド構造全体が総体として発揮するのです。介護犬は魂の癒しを果たしています。フラクタルの見地からは、ピラミッド自体が無限のピラミッドのフラクタルで成り立っているのが完成形です。

以上は、こちら側の行動についての例示ですが、むろん、相手や状況の把握にもフラクタルの考えは応用できます。

ひとつは、自然界はフラクタルの構造をなしている筈だから、フラクタル構造を見抜けない時はこちらの認識がいまだ実態把握に到達していないのだ、と考える習慣です。

いまひとつはフラクタル構造の破綻を見出すことで、事態の病理性や治療技法の有害性を抽出する技術です。これはスーパーヴァイザーにとって鋭敏な技となります。

フラクタル概念に魅了されたボクは、送り込む言葉や態度に全体への、あるいは深いメッセージを含ませるとともに、フラクタルの見地から事態の焦点を把握する技術、を開発し展開したいと思い、工夫を続けています。

② ミルトン・エリクソンとの出会い

意識下を含めたコミュニケーションの技術を開発したいと工夫していた、ちょうどその頃、ボクの語り口がミルトン・エリクソンに似ていると評する人に出会いました。それまで聞いたこともなかったミルトン・エリクソンの名を知り、興味を引かれました。

時節到来だったのでしょう、ほどなくエリクソンの翻訳が次々に出版されました。ボクはいまだにミルトン・エリクソンの世界をよくわからず、技術のあれこれをつまみ食いしている段階ですが、おおよそ自信をもって言えるのは、彼は催眠と覚醒との境界を淡くして直接に意識下に働きかけているらしいこと、ボクだけでなく、多くの追従者や解説者やファンは群盲象を撫でる活動をしているらしいことです。

おそらく最も的確な理解者は「私とエリクソンが共有するのは無意識への信頼です」と語るロジャースであろうと感じます。無意識を危険視し制御しようとする精神分析、とは対極にある姿勢です。

ミルトン・エリクソンの技法の中心部分に、相手の秘めている可能性を引き出し活用する方策があります。一般の精神科医療の場でも、その技術が身についてない医師をみかけます。要は診断技術すなわち、秘められている可能性を同定する技術の欠如です。

ボクは先にお話ししたフラクタルの考えを援用して、相手の言動のなかから可能性の萌芽を見出すようにしています。その人が話したり行動したりするのを観察していて、一瞬オーラ、命の閃きが見て取れるときそこに何らかの可能性が露呈していると判断し、急いで何か新しいサインを探します。

ついで、それを取り上げて話題や助言を構築します。一瞬のオーラを感知する感受性を育成するには、健康で好奇心を発揮している瞬間の赤ん坊や、球取りをしている子猫の雰囲気を味わうのが有効です。僅かな練習で身につきます。

ボクの現在の考え方と語り口はそして文章も、言葉遊びに耽溺し寄席芸に感化された話芸にミルトン・エリクソンの技法をつまみ食い的に取り込んだものになっています。それを読み取って下さったのでしょう、土居健郎先生は、ボクが著書や別刷りをお送りすると決まって「神田橋君の文章は、いつも手品だねぇ」とお手紙を下さいました。嬉しいような情けないような気分でした。年齢的にももう変化する余地はないだろうと思っています。

言葉の技術の概要については「精神科医が処方することば」と題して、『発想の航跡2』に収載していますので繰り返しませんが、ミルトン・エリクソンに出会ってからの進歩について次にお話ししましょう。

③ 語られない言葉への注目

言葉と非言語との関係に凝っていたボクは、相手の言葉の内容を理解し取り扱うには非言語に依拠するのが正しいと考えていました。非言語のなかには音調や間が含まれています。三亀松は「バカ」というセリフをいろいろに使い分けて、それだけで状況を描きだす芸を売りにしていました。それを取り入れました。

また、「て・に・を・は・も」などの助詞や「しかし・また・だから」などの接続詞に注目しました。

内容を表現している文言は表のテーマを表わしており、文章の発端や末尾はそのテーマを位置づける文脈すなわち裏の構造を示していると気づきました。そのひとつ「と」については、本書の第一章で紹介しました。文脈を把握することで表のテーマの取り扱い方が定まるのです。

例えば、うつ状態にある人が「死にたい」と語れば、「希死念慮」が表のテーマです。語の頭になにもなく、末尾にも言葉がついていないなら、そのテーマは関係のなかに投入された叫びの味です。

「死にたいんです」なら告白です。多くは情報提供です。

「死にたいと思ったのです」なら過去のニュースです。「……強く思ったのです」ならいまも少し思っていることの伝達です。「とも思うのです」なら、別の思いもあることが語られないまま示唆されているのです。「希死念慮」がそれぞれどのような文脈に置かれているかを判定し、面接の進め方を選択するのが技術です。

語られない言葉の重視は、ミルトン・エリクソンに出会うことで進化しました。ひとつの進化は「明らさまに語られてはいない言葉、へは反論や抵抗ができず、直接に意識下に侵入する。つまり覚醒暗示となる」という気づきです。例えば「ボクも考えておくよ」は「あなたも考えなさい」との暗示的命令になりえます。

もうひとつの進化は、「母を憎んでいる」と聞いたとき、人の気持ちはアンビバレントなのだから、「母は強い情動の対象であり、いまは愛より憎しみの方が前面に出ている」の意味で理解するのが正しいとの気づきです。これはほぼ常に、その後の治療経過の中で証明されます。ちなみに、「愛している理由は○○であり、憎んでいる理由は○○で……」とアンビバレンスを語れる人がいます。その段階の人は、母からの情緒的自立の段階に到達した人です。

意識化されたものは魔力を持ち得ないとの精神分析の知恵は、意識下への暗示が力を持つとのミルトン・エリクソンの知恵と呼応しています。

第五章　「現場からの治療論」の完成

これまでお話ししたバラバラの気づきが集積されて、治療論としてまとまる時節が来ました。それを古稀記念出版としました。『「現場からの治療論」という物語』をご覧ください。ここでは、同じ内容を技の見地からお話ししてみることにします。

原始の時代、病は呪いや罪業の表れであり、お祓いが治療法でした。素朴な物語ではあっても、病因論と治療論の整合がありました。

そうした整合された物語は、治療現場を生きる技術者にとって欠くことのできないセントラル・ドグマです。個人としての行動の指針です。自身で納得できる物語に支えられて技術者は立っています。各人それぞれが意識下に保持していて、次なる行動を選んでいるのです。

ボクの治療論はボクの体験群を包括するものですから、ボクの個人史を総括する内容になるのは仕方ありません。

一　病因論

ボクは『精神療法面接のコツ』のまえがきに、次のように書きました。

「生き物はみな、己の資質と環境との間に、調和を図りつつ生きている。植物は、自ら変化することで環境に順応するだけである。動物はその名のとおり、自分に適した場所へ移動することができる。さらには環境を操作し、自分にあうよう変えてゆくこともできる。この第三の能力が異様なまでに肥大したのが、ヒトである」

現時点で考えうる「いのち」なるものの本質を、非生命である自然界にもみられる「ゆらぎ」のフラクタル的発展である、「フィードバックシステム」だと仮定します。学習行動の原基です（仮定1）。フィードバックシステムによる作動痕跡は、繰り返し易さを得、自然淘汰に洗われながら進展し、「いのち」となりました。

この仮定は、フィードバックシステムを使った学習が「いのち」のフラクタル原基であり、病と治療を考えうる際の基盤であるとの仮定（仮定2）を導きます。実際には、仮定2が現場で有用であった経験から基底の仮定1が生み出されたのです。

まず、仮定2は、先にお話しした「自然治癒力とは『生きている』という機能が異常事態に呼応して発動されている姿である」という理解と整合します。

これまで、治療を論ずるときに重要な用語でありながら概念化が未熟であった「自然治癒力」

がボクのなかで安定を得ました。フラクタルという考え方の活用です。

学習保存システムとして遺伝子を中心に置く進化が進みました。つまり、資質と環境との調和を図った学習成果が新しい資質となるわけです。この繰り返しもフラクタルという考え方と整合します。

既存の学習が有効に働く場合は、事態は平和裏に推移します。

初対面の環境に出会うと、より低次のフィードバックシステムが呼び出され(退行)そのマイナーチェンジで新たな学習を生み出そうとします。

低次システムの貯蔵量の貧富の差と呼び出し機能の精錬度が事態を左右します。この仮説は発達障碍の理解に際して殊に有用です。

新製品のシステムであれ、貯蔵システムの再駆動であれ、他のシステムとの調和がうまくゆかないと新たな混乱が生じ、その調整作業も自然治癒力の受け持ちになり忙しくなります。「いのち」というシステムの危機です。ともかく事態は複雑になります。

この仮定が示唆するのは、「病の症状」と呼ばれるものは発動された自然治癒力の姿であり、とりわけフラクタルの構造を読み取れる部分は、現在有効に作動しているフィードバックシステムの姿を表しているとの見立てです。

この読み取りには、病態生理についての、あるいは精神病理学についての、知識が有用です。それが得られない場合には「気持ちがいい」「気分が悪い」という、「いのち総体」の判断が頼りになります。

いまひとつ、重要な点をお話ししておきます。環境との調和を図る必要上、資質の可能性が息を潜めている場合が多いことです。

しかも、自己実現を求める資質は、微かな可能性を見出して歪な形で実現を図ります。鉢のひび割れ部分から外に出てくる盆栽の根を思わせます。

一見奇妙に見える表現をそうした自己実現の苦し紛れの発露であると見抜いたときの治療者の喜びは、得も言われぬものです。宝の発見です。

自然治癒力にしばしば敵対する環境要因へ話題を進めましょう。

いのちと環境との調和を図る試行錯誤の体験、が記憶され保存されたものが第四章でお話ししたバリアです。次の機会に呼び出されるべく貯蔵された学習群です。呼び出され有効に作動すると、微調整による変更を加えて根強いものになり、新たに貯蔵されます。

バリアが引き起こす問題点は二種です。

一つは、呼び出されて有効に作動できないと、新しい学習が必要となります。例として認知行動療法の効果を思い浮かべてもらうと分り易いですが、同じことが生理機構までも含めて広く深く、いのちの誕生直後から続いているのです。

二つ目は、環境との調和のために登場したバリアが、生体に無理を強いたり束縛的に作用したりすることです。多くの場合、成長に伴って生体の事情も環界の事情も変化しますので、登場時には確かにあった調和が困難になるからです。その際、バリアが環界側に組しすぎていると、生体の自己実現が阻止されます。壁を突破しようとする自己実現傾向は、攻撃的な味わいを帯びます。

Anaclitic Psychotherapy の経過が順調に進むと、依存の時期から自立の時期へ進みます。そのとき攻撃的な言動が出現します。生育史からの転移と考えてもいいでしょうし、治療者からの自立の志向と考えてもいいでしょうが、ボクは内なるバリアの束縛、からの離脱を治療者・患者関係という一種の箱庭を介して試みていると考えるようになりました。

どの見地も同一のフラクタルとして理解し、どれも正当なものだと評価できます。その時々の情況、特に患者の理解力に応じて、見地や解釈を選ぶのが有用です。言の葉は異なっても、運ばれ伝えられるイメージはフラクタルとしては同じなのです。

二　心身相関

心身が相関していることを実証する事実は山積しています。臨床において心身相関を念頭に置くべきであると誰もが信じています。にもかかわらず、「相関」の構造自体を論じた文章に接したことがありません。

決まって語られるのは、デカルトが心身二元論の見地を提唱したことに起因するとの論調です。もしデカルトがいなかったらどうなっていたかを論じた文章に接したことがありません。長い間そのことを不思議に思っていました。

漢方の世界に親しむようになり、そこでは心身を一元的に捉えているように感じました。心も身もあらゆる事象も、究極的には陰陽が生み出した現象であるとの公理がありました。その考えと臨床現場での実感をもとに、次のように考えました。

わたくしたちは、心身一如を生きています。生きている実相では心身の分別はありません。考えたり論じたりしようとすると分別が生じます。考えたり論じたりを止めれば、心身概念は不要です。

問題の在処は、生きているという実相を客体化して考えたり論じたりする賢しらにあるらしい、デカルトがいなくても心身二元論は生まれたはずなのです。ですから、あらかじめ心身を分けて次に両者の相関を考えるのは論ずるという姿勢の産物なのです。

臨床の知の根幹は論ずるではなく、関わり導く活動ですから、治療者の姿勢は「心身相関」を頭に置いたものではなく、「心身一如」を具現化した心身一如の関わり・働きかけであるのが生きる実相に相応しいであろうと考えました。

薬物療法でも生活指導でも、すべて心身一如のものと意識して行うと治療現場に深みが出るように感じました。言葉に凝っていたボクは、心身一如的言葉とそうでない言葉があることに気づいて、心身一如的言葉を多用するように心がけました。「楽しい」「辛い」「疲れた」「嫌だ」「むかつく」などがそれです。身振りや表情を伴って発せられる言葉は、そのときその人には心身一如の言葉なのだと感じました。

また総じて、漢字それも四文字熟語はからだを無視した心だけの言葉であると気がつきました。心身は分離しているとの仮想状態を作る必要がある特殊事態には四文字熟語を使うことにしました。「論ずる」は特殊事態です。そういえば、「心身一如」も論ずるという特殊事態が要請した論ずるための用語ですね。

小児の言語発達や認知症の際の言語崩落を観察したり、言語の誕生についての書籍を読みあさったりして、言葉を二種に分けると考えやすいと思いました。

一つは心身一如的な言葉で、動物とおなじ鳴き声すなわち音声文化に起源している、もう一つは視覚文化の産物たる文字に起源する、という考えです。

音声文化はからだの派生物、言い換えるとからだの一部であり、からだの機能に制約されます。視覚文化には制約がありませんので自在に発展して文化暴走に陥ります。そして、文字文化が音声文化に仮装してからだの世界に侵入した結果が「心身症」であり、病の多くは心身症であると考えました。老子が「学を絶てば憂いなし」と言っているのはそのあたりを指しているのだろう、と連想しました。

しかしながら、わたくしたちは心身一如で生きている部分は少なく、ほとんどの人生を文字文化に支配されあるいは依存して生きています。文字文化に浸ってしまったわたくしたちは、他の生物とは異質の存在となってしまっています。

時として識字率の低い地方の映像が報道されることがあり、とても伸びやかな、優しい表情の人々を目にして、不思議な懐かしさを覚えます。その地でも、識字率の向上につれてほどなく失われるであろう、心身一如時代のヒトの生きざまへの郷愁なのでしょう。

生物がある程度高等になると、手段と目的の区別が生じます。草を求めてのサヴァンナでの大移動はその典型です。そのとき目的となるのは必ず直接の生理的充足です。

この構造のなかに文字文化が侵入して、文化の価値を担った目的が発生します。その主役は数字と概念区分です。

数字と概念区分が生み出すものは、直接には生理につながりません。そのせいで、手段としての活動は生理的なものなのに目的は直接の生理的充足をもたらさないという人間に特有の報酬構造系が生じます。

この構造は病因的です。本質として生理的疲弊を生じます。この病因の典型がうつ病であることは、第八章でお話しします。

この構造に対し、いのちの自然治癒力は二種の対処行動を工夫します。一つは手段の目的化です。「三昧」とよばれるありようです。目的はおまけの位置に落とされます。「結果は後から付いてくる」がその心境です。多くの名人はそのようにして生まれます。

いまひとつは手段自体が目的でもある、生理的充足行為への逃避です。多くの反社会的行動たとえば痴漢行為の中にその匂いを嗅ぎとることができます。

その両者をヒントに、三昧の活動や、手段と目的が近接してともに生理的水準であるような生活部分、を処方するのが、現代社会の心身症に対する最良の治療です。

以上の思いつきの発展としての考案を『「現場からの治療論」という物語』に書きました、治療の実際についてはそちらを参照して下さい。

第六章　離魂融合

ボクの技術者としての最大の展開点は離魂融合法の発明です。『精神科診断面接のコツ』の追補に次のように書きました。

「この十年間にわたくしが開発し、面接技法上の定石やコツとして述べていることがらのほとんどは、離魂融合法を介してのその場の思いつきである。したがって、面接の現場でのわたくし自身は、そうした定石に依拠することはない」

これについて解説するのが本章の意図です。

一　練習の順序と連想

この技法の発祥の経緯については、『精神科診断面接のコツ』に詳述しています。要するに「患者の身になる」工夫の模索のなかから生まれたのです。

その経緯を無視して、離魂融合法を習得しようとして投げ出している人が多いのです。いまいちど原文を読み返して欲しいのですが、要約すると、ⅰ往診や患者の椅子やベッドに寝てみるなど、場を共有する。ⅱ間取り図や写真などで場のイメージを共有する。ⅲ姿勢や語り口を真似てみる。ⅳ離魂融合、の順序で自分の感受性を育成しながら、平易から難度の高い方へと練習すれば誰でも習得できる技術です。

ボクは後でお話しするように、いろいろな場面でこの技法を用いていますし、時に応じてⅰⅱⅲⅳの四つを使います。平易な方ほど得られる情報の信頼度が濃いからです。離魂融合は感性の軽業であり、仕損じも多いのです。

とはいえ、日常臨床では離魂融合を使う頻度がずば抜けて多く、しかも最近では、それと意識せずに使っているときが増えています。ここから二つの連想が生まれます。

その一つは、技術が身につくとは無意識裏に履行できるようになることを意味している、との連想です。反復練習の目指すものはそれであり、「型より入りて型を脱す」もその意でしょう。

ボクは幼い頃から、いつもなにかかにか連想している癖がありました。治療者になってもあれこれと連想をしては回答を得ていました。脳の機能が良いときには連想も跳び回り脳が忙しくなっていました。長いあいだ、連想の豊富さを誇っていました。

ところがあるとき気がつきました。脳の機能が最高に良いときは、連想は跳び回ることなく結論だけが思い浮かぶのです。つまり、連想を噴出させて比較検討して結論を導くというプロセスが無意識裏に履行されるのです。

一見したところ、脳の機能が悪くて連想が乏しいときとそっくりなのです。「大賢は大愚の如し」などはそのあたりを指しているのかもしれません。いずれにしろ、適切なタイミングで事を運ぶには意識してやるのでは手遅れがちなのです。剣客を想像してみて下さい。

いま一つは、ｉⅱⅲⅳの練習手順は、ひょっとしたら、ミラーニューロンの錬成トレーニングの手順ではないかとの連想です。

前にお話ししましたように、ボクは外界の動きに自分の動きを調和させることが苦手です。これは、初めは運動系の不器用ですが、発達の過程では共感能力の発達の不備につながるかもしれません。共感は情動の共鳴とミラーニューロンを介しての学習により発達するのであり、ボクは情動の共鳴だけが優位で共感のレベルではズレがひどく、ボクの心理面接の有害作用はここにも起因しているのかもしれません。

ボクが離魂融合という技法を編み出したのは、自身の脳機能の凹部分を埋め合わせるためであり、しだいにミラーニューロンが発達して意識して技法を使わなくてもすむようになっているのかもしれません。

ただし、技法を生み出して駆使するとき、ボクは天性に共感能力を備えている人よりも不自然なほどの察知力を発揮しているようです。技術者の成長に必要な条件は「運・鈍・根」であり、秀才や器用人は大成しないと言われるのはこのあたりを指しているのかもしれません。

そのような連想の当否はともかく、離魂融合法のいろいろな場面での活用を紹介しておきます。

二　外来の患者を呼ぶ

名前を呼ばれて患者が歩いてきます。時には車椅子で押してもらって来る人もいます。いずれにしても、その患者に離魂融合します。すると患者の心身の雰囲気がこちらの体に感知されます。疲れや筋肉痛やコリや運動機能の制限されている様子などが察知されます。

それらの体調を話の糸口にして会話を開始すると、対話の導入が滑らかです。ことに精神科の患者の場合、精神の話題を導入にすると初めから会話が難渋することが多いようです。脳から離れた身体部分の話題、例えば「歩きづらそうですね」からスタートするのはちょっとしたコツです。

患者が椅子に座ったり、椅子から立ち上がったりするとき、ことに方向回転をするときに、離魂融合をして観察すると脳の機能が的確に掴めます。

立ち上がる動作と方向回転とを統合する動きは、沢山の筋肉と中枢神経系と平衡感覚などの協調運動であり、それが出来ている個体では、離魂融合しているこちらの心身に「滑らか」「しなやか」の感覚が生じます。池の錦鯉の観察を思い浮かべて下さい。統合の不全がある場合には人型ロボットになったような、ギクシャクした体感が伝わってきます。

三　面接のなかで

予約制でない野戦病院のような外来診療では、短時間で要点を掴まねばなりません。最近のボクは、後にお話しする「邪気」を見ることで病状の見当をつけることが多いのですが、焦点を掴み難いときには、離魂融合を用います。

面接の場に対する緊張や嫌悪である場合は離魂融合で容易に察しがつきます。そうなると緊張ほぐしの手立てを模索します。

話を聞いていて話の中の情景が描きにくいときは、イメージを掴もうと細部の質問をしますが、最近では携帯電話で写真を撮ってきてもらうことが増えています。離魂融合以前の「身になる法」のなかの見取り図法の進化です。

まず、目前の患者に離魂融合しておき、それを維持したまま、提示された写真の映像のなかへ患者のイメージを持ち込みます、つまり、イメージ同士の結合です。そうすると離魂融合しているボクの心身に拒否感のようなものが湧いてきて、写っている情景と患者の心身との相性の悪いことが感じ取れます。そこから、家庭環境の話題に進んだり、電磁波の影響が話題になったりします。

最近では、写真が無くてもあらかじめ色々な場面、例えば、海辺、川、田んぼ、里山、下町の雑踏、図書館などの情景を頭に用意しておいて、目の前の患者に離魂融合して、用意した情景に次々と重ねますと、いま一番好ましい場を推察でき、癒しの場として推奨できます。

面白いことに、相性の良い情景はたいていその患者の幼い日の記憶、なかでも二、三歳時の環境に連なっています。これについては、第四章でも少し触れました。

幼児期風景と癒しとの関係、に気づくきっかけは英国留学でした。十ヶ月ほどロンドンで過ごした後、スコットランドに小旅行をしました。久しぶりに海を見た瞬間、いのちが甦る思いがありました。そして、人生の中でこれほど長期間海を見ないでいたことはなかった、と気づきました。そのご、現在の自宅を建てる際には、二階に浴室を配置して、バスタブに浸りながら海と桜島が見える設計にしました。

幼児期を海の周辺で過ごした人に問うてみると、例外なく海を眺めるのが癒しになるようです。海との幼児期体験がない人にとっては、海の景色は癒しではなくエキサイティングな刺激である場合が多いのです。

同様な幼児期体験としての「景色と癒しの関係」は、他の景色についても成り立ちます。先にお話ししましたように、あらかじめいろいろな場面イメージを用意しておいて、目の前の患者に離魂融合して相性を診ます。例えば朝市の状景と合う人がいたら、何歳頃の馴染みの風景かを訊き、それが二、三歳頃の状景なら、その人自身の記憶にある状景を思い浮かべてもらい、そのときの患者に離魂融合して気分を察知します。

ボクが用意したモデルイメージのときよりもぴったりするなら、それは癒しの風景です。実際に訪ねていったり、写真を取り寄せたり、類似の風景のカレンダーを選んだり、思い出に耽ったりすることを勧めます。これは第四章の「癒しの退行」です。

同じようなことが、対話の場との相性としても起こります。

ボクの発した言葉や態度や雰囲気が相手に届いた瞬間、それらに馴染んでいる味わいが生じるか否かを離魂融合法で察知することで、「癒しの退行」の面接場や「新展開への退行」の面接場をしつらえることができます。

ただし最近では、後の章でお話しする「させられ現象としての治療介入」を工夫するようになって、面接場での「馴染み関係の設営」を、だんだん無意識裏に行うようになり、論述できにくくなってしまっています。

第七章　教育とスーパーヴィジョン

教え魔としてのボクの歴史は、幼少期にまで遡ります。乱読・聞きかじりで仕入れた知識をことごとに披露するので、親族から「万年暦」と渾名されていました。そのうちに、仕入れた知識ではつまらなく、自分の工夫やアイディアを教えたり助言したりするようになりました。

推理小説を読み耽けるようになって、あるポイントだけを助言すると相手の思考が走り始めて、ドミノ倒しのように解決が得られるときに快感がありました。軍師に憧れ、なかでも諸葛亮孔明が敬愛の人になりました。

大学生になり家庭教師をするようになり、生徒の困惑している課題を、同じ系列の少しずつ易しい課題へと導き、ついに生徒の躓いている時点を探り当て、そこを乗り越えさせてあげると、その系列の課題がバタバタと乗り越えられ、生徒の目の輝きが現れるのが快感でした。ドーマン法に出会う前に同種の経験があったのです。

おもえば、知識が自分の日常の実感を伴わない輸入品の知識から出発すると、根を失った空中に浮いたような寄る辺なさに陥るという、幼児期以来の性向に起源があったようです。

高校時代に敬愛した数学の教師がいらっしゃいました。先生は数学の公式を暗記することを禁じられ「公式は必要に応じて誰かが作ったのだから、必要なときに作ればいい」といわれ、すべての公式の作り方を繰り返し練習させられました。この指導はボクの性向に合い、数学大好きになりました。

知識のそれぞれの由来や広がり、色々なことばの語源や方言に残されている原初の形に興味を持つようになり、勉強好きになりました。そうした個人史を家庭教師での指導に活かしたのでした。

おなじ志向を桜井図南男先生の指導に見出してファンになったのです。ボクの教育者としての技は、そこから出ることはありません。

一　学生教育

年に九〇分一回だけの医学部生への講義を、もう四〇年近くいまも続けていますが、講義の方針は一貫しています。

学生のほとんどは身体医学の領域に進むでしょうし、精神科の知識を学んでもすぐに忘れてしまうでしょう。せめて、患者を目の前にしたときに心の領域を失念しないで欲しい。そのためには、医療者としてどのように患者の生活や人生に関わるか、のセンスを磨いて欲しい。そうすれば、自分の選んだ科での修行期間が終わって一人前の臨床家になったとき、あらためて心の世界について、最新の精神科学について勉強することができ易いだろう。それを可能にする姿勢のようなものを一回の講義で残したい。つまり、知識伝達としての講義ではなく、体験としての講義を企図しました。

当然、現時点での学生の日常体験、あるいは成育史での体験と連続した形で理解が進んでゆく講義内容を工夫しました。近頃、もう中高年期に至っている元学生さんから、ボクの講義の内容を話題にされ、要点が記憶されていることを知り嬉しいことです。

講義内容としては、当然、心身が相関することを話題にするはめになりますが「相関」については傍証を挙げるだけで、相関のメカニズムについて仮説を述べることができないもどかしさが付きまとっていました。

先にお話ししましたように、最近になってようやく、仮説を提示できて『「現場からの治療論」という物語』に纏めることができ溜飲を下げました。

ベッドサイドでの教育でも、知識を教えることは二次的に置いて、学生の中に問題意識を醸成しようと企図しました。幸い、九州大学には優秀な学生が多く、これまでの他の教師からの指導内容や自身の知識に関して、鋭い問題意識を提示する学生が、各グループに数人いました。

ボクは特殊用語に隠蔽されている精神科学の未開発部分を開示することで、彼らの問題意識が正鵠を射ていると告げ、その問題意識が定着するように、さらに連想や知識欲が進展するように努めました。

これは、卒後教育やスーパーヴィジョンにつながる工夫でしたし、英国での教育の真似でもありました。英国での知識人の習慣として、特殊用語に隠蔽されている無知をえぐり出す志向があります。ときには、いやらしいほどにまで多用されます。少なくとも、教育の場では真似るべき姿勢だと思います。

二　卒後教育

入局した新人医師の教育を担当する機会がありました。そこでも、各人の歴史上の体験と連続する形で考え方や技術を伝達しようとしました。

あるとき、学生本因坊の経歴をもつ入局者がありました。囲碁の戦略や技法を例えにするとうまく教育できるのではと試みました。ところが、囲碁についてのボクの知識はヨチヨチ歩き水準のものなので、例えが的外れになりがちでした。そのとき、「この例えのほうがいいですよ」と相手が助け舟を出してくれました。向こうの方が熟知している領域なので余裕があります。教育は滑らかに進みました。このことは、大きなヒントになりました。

相手の方が熟知している知識や体験にくっ付ける形で情報を伝達すると、当人に余裕があるので、緊張がなく自主性が保たれた教育ができる。治療的対話においても同じだと気づきました。文献を読むことが少なく、新しい知識に暗いボクにとって、このやり方は好都合でした。知識については若い人の方が豊富なので、教えてもらいながら質問する形で教育の効果を挙げることができます。

この方策は、患者が話す体験内容をこちらは生に体験してはいないという精神分析治療の実際と酷似していました。精神分析を含めた対話に因る精神療法の本質は患者の中の既存の体験や認識の活用を中核にすべきなのだと考えるようになりました。

気づいてみると今更、というような平凡な洞察なので、きっと本物だと思います。

三　スーパーヴィジョン

さきにお話ししましたように、「告白なき開示」という治療の構造をとるようになり、患者は自分自身を治療しているのであり、ボクは対話を通して患者の自己精神療法のスーパーヴィジョンをしているのだという図式ができました。

この図式は現実のスーパーヴィジョンへも応用されました。スーパーヴィジョンの場にいるスーパーヴァイジーは、自分が行ってきた治療を回顧し点検している、自らスーパーヴィジョンしている。ボクはその作業の助言者として機能するとの図式です。この図式を採用したことで、公開でのスーパーヴィジョンが容易になりました。

従来行われている公開でのスーパーヴィジョンでは、スーパーヴァイジー役のレポーターは告白を強要され批判されて傷つき、それを引きずる結末が多く見られました。ボクは自分のスーパーヴィジョンでは「レポーターをやってよかった」という後味が残るものにしようと考えました。そのようなスーパーヴィジョンは患者を傷つけない治療面接のモデルの実例提示にもなると考えたのです。

追求・批判型のスーパーヴィジョンを体験しそれを受け入れたスーパーヴァイジーが、同型の治療面接をするようになるのは、体育系のシゴキの伝統と同じであろうと思います。「まず隗より始めよ」です。

公開スーパーヴィジョンでは、①レポーターを守り支えることを第一にします。治療者としてのレポーターと自身のスーパーヴァイザーであるレポーターとの両者を守ります。フロアからの質問や意見はすべてボクがいったん受け取ってから、採用するか否かをレポーターと相談して決めます。

②次に大切にするのは、聴衆です。目前の人ではないけれど、時間と空間とを共有して、成長を求めて参加している人々です。いろいろな学派の方、経験の量もさまざまな聴衆ですから、どのような聴衆でも共有できるような例えや事例を使って、レポーターと聴衆の両者に同時に語りかけます。フロアからの質問や意見にインスタントのスーパーヴィジョンを行うこともあります。

③三番目に重要な人は、話題の登場人物すなわち患者です。多くのスーパーヴィジョンでは、

患者こそ最重要人物であり他の者は患者の福利に奉仕する役割だとの前提がみられ、そこから、レポーターの行った治療への批判がなされます。ボクは目前の人の福利に奉仕する姿勢が身につくことが治療者教育の最重要課題だと考えていますから、話の中の登場人物は三番目の地位に置いています。

ただし、①②③の三者を同時に大切にすべく、レポーターへの言葉はフロアの聴衆にも話題の登場人物にも聞いてもらっているように、フロアの聴衆へ向けての言葉はあとの二者にも聞こえるように、患者への助言は、あとの二者にも聞いてもらうような心づもりで言葉を選ぶようにしています。もう四〇年も続けていますので、さほどの苦労なしにやれている気がします。

スーパーヴィジョンで心がけていることが二点あります。

ひとつは、スーパーヴァイジーの持っている経験や資質を将来に活かす指導です。心理治療者のなかには、別の職種を経てきている人が多く見られます。その職種から心理治療者へと転身した動機はとても大切です。初心を大切にし、かつ前の職種での経験を活かして、みな独自の援助者になるように助言します。これは、患者の治療における基本原則と同じものです。

結局のところ心理治療に限らずすべての治療の目的は「自己実現」であり、それは遺伝子を含めた生来の資質と生育史や体験の中での学習をすべて活用する方向、への模索だというのがボクの信念です。

いまひとつは、スーパーヴァイジーの話を聞いていて、中途でどんどん連想をしゃべるようにしていることです。スーパーヴァイザーの中には無言で話を聞いていて、ある確信に到達したら発言するという様式を取っている方もあります。

ボクが連想をどんどん話すのは、聴いている際のボクの内的活動を開示することで、聴き方のモデルを示そうとする意図があるからです。この様式の欠点は、黙って耳を傾けるのではないモデルを示すことになってしまいます。しかし、教育的利点の方が多いと考えて続けています。

もっとも、これには裏話があります。ボクは生来のおしゃべり屋なので、心理治療においては「傾聴」という姿勢が重要だと教えられて努力していて、苦しくてたまりませんでした。諦めて、しゃべりながらでも観察と聞き取りが維持できるように努力しました。

先にお話しした「金の輪に銀の輪をつなぐ」対話はその一つで、相手の連想に拍車をかける効果があり、面接の副作用の要因でしたが、スーパーヴィジョンにおいては有用な対話技術となりました。

四　質問に答える

ボクは学生時代の授業はほとんど居眠りでした。いまでも学会でスライドが映ると即座に居眠りになります。芝居や演劇でも居眠りします。ところが寄席では居眠りしません。また講演などでも居眠りがでないときがあります。自己観察していてわかったのは、舞台にいる人が生身でこちらに関わろうという姿勢・雰囲気を示しているときには、スライドが映されても眠くなりません。生身の関わりや絆の味わいが必要のようです。

話す側になったとき、スライド等を準備していくと、話している自分が、さすがに眠くはならないもののとても退屈です。準備していた自分は過去の自分であり、現在話している自分が過去の自分に拘束されているのが窮屈なのです。

さらに、聴衆からの生身の手応えが返ってこないことも退屈です。

また、ボクは通常、まとまった考えを意識して保持していることは嫌いです。いつも頭の中が混沌のような状態にあり、外部から刺激が入ると混沌のなかから一握りの連想が浮き出てきて、それを話したり書いたりするときが生き生きとして幸せです。

そのようなわけで、講演は苦手です。落語の三題噺から思いついて「質問に答える」という講演のスタイルを長年愛用してきました。いくつかの質問を出してもらって、即席で講演を纏めるのです。やってみると、質問が多岐にわたり、到底一つの話にはまとまりませんが、なんとなく一つの雰囲気の世界は生み出されますので、脳が働く間はこのスタイルを続けようと思っています。

この様式は治療としての対話とほとんど変わりないことも、気に入っている理由です。

第八章　治療のための物語

一　医学と医療

歴史上は当然、医療の場で得られた「知」が医学なのでしょうが、いまでは医療は医学の知を応用する「技」と位置づけられています。ＥＢＭという文化が流行るようになって、その傾向は極端化しています。

ところが、医学の成果である最新の知が、医療の現場ではさほど役立っていないのが日々の実情です。一人の患者を目の前にして治療に取り掛かろうとするとき、医学の知は指針を与えてはくれないのです。

なぜなら、医学研究は正確さを希求するので、できるだけ単純化した条件下で行われますから、そこで得られた「知」を複雑系の極みである「病」の治療につなぐことが難しいのです。しかし正しい「知」ではあるので採用しないわけにもゆきません。

その結果、患者の苦訴や症候や検査結果の異常すなわち平均からの逸脱点を標的にして「治療手段」が用いられます。その種の「治療成果」が「病」に、ひいては「患者の未来」になにをもたらすかは看過されがちです。消臭剤の効果や火災報知器の電源切りを連想させる例さえあります。

そのような結末になっているのは、医学部の教育課程に「治療学」の講座がないせいだと考えたこともありましたが、そのような講座を作っても研究もできず論文もできないだろうと気づきました。

与えられた条件下で「生命」が最良の情況になるように図るための指針すなわち治療理論は、対象の複雑さゆえ主義・主張の域を越え得ないでしょう。

とはいえ、臨床の現場では何らかの見通しをもって治療を組まなくてはなりません。その見通しを個々の患者について描くには、個々の「病」ごとの全体像が必要です。「病」の成り立ちや症状や検査値の意味や治療の機序や「病」の成り行きやらをひとまとめにしたストーリー、すなわち「物語」が必要なのです。

この物語は、医療がシャーマンの手にあった未開の時代からいままで、専門家の行動の指針でした。EBMの跳梁が従来の物語を破壊してしまいましたが、それはEBMの罪ではなく、臨床の場にいる医療者側の知的衰退こそが責められるべきでしょう。医学や経験がもたらした正しい知を取り込んで物語を改良してゆくのが、現場の知と技です。

物語の重要性は治療方針のためだけではありません。一つの診断名が下されるとき、重層的な物語を備えた診断名は厚みのある診断名です。精神医学では症候性精神病がその例です。

薄っぺらな物語しか出来ていない診断名は仮診断あるいは症候群に近いものです。精神医学では統合失調症がそうです。

仮診断に近い「統合失調症」があたかも他の診断概念と同じように扱われていることが、昨今の治療現場における悲惨の主因だと思います。診断作業に際しては、絶えず、厚みのある診断名の可能性を検討すべきであるのは医の倫理です。

治療のための厚みのある物語は演繹的に作られるものではありませんし、一挙に完成するわけでもありません。現場での疑問や選択の指針として、全体と部分との整合性を見定めながら、とりあえずの論として描かれ続けるのです。ボクの臨床でのとりあえずの論としての物語の生成経緯、を紹介してみましょう。うつ病と発達障碍をとりあげますが、他の疾患概念についても物語を模索しつづけている毎日です。

二　うつ病治療のための物語

ボクが精神科医になった当時すでに、日常の気分落ち込みのうつとは異質の「うつ病」の概念はできていました。

神経興奮が減衰し難い資質の脳と、興奮を強要する葛藤とのからみで生じる脳疲労、が病因であり、脳の休息が治療の眼目でありました。

主な治療手段である電気けいれん療法は、脳の休息を強制する手技であり、いまひとつの治療手段である持続睡眠療法の作用も同じものであろうと考えていました。日常生活のなかでは、うつ病者は焦って有益な活動をしようとしがちなので、元来の秩序尊重の性格を利用して「患者は医者の指示を守って療養しなさい」と休息を命令したりしました。

しかし、横たわっていても脳は勝手に活動しますから休息になりません。散歩や単純な作業、貧乏揺すりや同じメロディーを繰り返し口ずさむ、などのリズミカルな繰り返し動作が脳を休息させるようだと考えました。

抗うつ薬が出たばかりでした。疲労困憊した脳を生理的に支えるのが薬物療法ですから、手応えが確かで、これまでの治療はまだるっこしいように見えましたが、疲労困憊している前線の兵士の脳を支える目的でヒロポンが開発されたことを連想すると、矢張り休息によって脳の自然回復力に期待するそれまでの物語を堅持する方がましだと考えました。

そこへ抗うつ薬の役割をどう取り込むかを考え、「抗うつ薬は松葉杖」という喩えを思いつきました。松葉杖で補助しながら自然回復を待つという物語です。ただし、ヒロポンの場合と同じく、うつ病者は前線で疲労困憊しているのだから、薬を飲みながら社会復帰するのは薬物依存への道であると考えました。

温和な喩えにするなら「抗うつ薬は眼鏡や入れ歯」となり、完全な治癒は望めないからそうした補助具で生きてゆくという物語になってしまいます。

ところが、電気けいれん療法の時代には完全な治癒が普段にありました。ボクの父も人生で二回のうつ病を経験しましたが、二回目は電気けいれん療法で治療してもらい完全治癒しました。ですから、そちらの方がましだという理屈になります。

そこで、松葉杖で支える治療、の眼目は「病の主因である、資質とこれまでの生活のありようとの齟齬、を修正する作業の能力」を生みだすことにあるとしました。広義の精神療法への誘いです。

自分の資質に最も相性の良かった時代を回想し、そのときの生活のありようを想起して、そのような生活を健康法として、すこしばかり生活の中に呼び戻すことを精神療法の骨格としました。

ところが、回想の作業をしているだけで、まだ生活の修正にいたっていないのに病状が軽くなる人、が多いのです。過去を語りたがる人、ナツメロや同窓会を好きな人、などがうつ病親和的な性格であることに気づいて、回想自体に治癒力があることに気が付きました。そこから連想が発展して「退行の治療力」に広げると、宴会・居酒屋・運動会など退行の治療作用はうつ病に限定されない普遍性をもつと考えるようになりました。

現実生活に行き詰まったとき人は子ども返りすることで自然治癒力の活躍の場を確保するのでしょう。近年うつ病者の自殺が増えています。ボクは、子どもたちが成長過程の早期から有意義な活動に従事していることが主因であろうと考えています。行き詰まって退行しようとしたとき、くだらないことに熱中していた過去、が無いので、すべてが今の現実生活と繋がっており、逃げ場がないのだと思います。ダメな自分になっちゃったとき、くだらないが楽しくて充実していた時代を持っていたら、そこへ退行することで休めるのだと思います。「くだらない子ども時代を経てない人には逃げ場がない」のです。

休息によって自然治癒力に期待するという治療物語では、抗うつ薬を飲みながらの職場復帰は非治療的な焦りの行為という理屈になります。ところが、再発予防に抗うつ薬の維持量は必要だとの知見が確立しましたし、さらには、職場復帰して改善が加速する人もあります。そこで気づいたのは、うつ病親和者は本来仕事好きだということです。それが資質なのです。仕事をしないで休んでいるのは資質に合わない生活なのです。

そうなると、焦りに由来する職場復帰は止めるべきで、資質由来の意欲としての職場復帰は後押しすべきですから、両者の見極めが治療者の技量ということになります。ボクは次の三点を指標にして職場復帰をすすめるようになりました。第一点は職場復帰と仕事復帰は異なるなぁと実感でき、職場以外の日常生活のなかで、仕事したあとの充実感が味わえるようになっていること。第二点は心身の余裕の表れとしての好奇心の発露が増えていること。第三点は治療の中で発見した健康法としての生活部分が実現していること。以上の三点を職場復帰の指標にしました。いまのところこれで間に合うようです。

うつ病治療の難しさの一つに「遷延うつ病」があります。中途半端に良くなった段階で止まってしまい、揺れ動きながらも全体としては固定している状態です。職場復帰していても中途半端な復帰の仕方になってしまっています。いわば、職場でも家庭でも医療の場でも「もてあまされる存在」です。

はじめボクは、この人々を「抗うつ薬が眼鏡になった」人だと思ったり、ヒロポン中毒のような状態と考えたりしていましたが、薬物療法の工夫ではなんの成果も得られません。そして、生活史をたどっていて、この人たちが若い日の挫折からの妥協として今の人生を選び、またしても挫折した人と見えてきました。「あらかじめ失われた人生史」を抱えていると考えるようになりました。

そこで、最初の挫折の人生をイメージのなかで延長して、せめて雰囲気だけでも実現しようと誘いました。この「物語」を提案することで、ほとんどの遷延うつ病者の人生を再建し医療から離れることに成功させました。

しかもそうして治癒した遷延うつ病者には薬物が不要となり、再発がなく、医療から離脱できます。しばしば知人を患者として紹介してくれます。期せずして、再発のないことが確かめられています。

おそらく、遷延うつ病者とは脳のレベルでのうつ病は治癒しており、魂のレベルで人生を失った人だったのでしょう。最愛の人である祖父の人生を連想します。

最近、以上にお話しした「うつ病」の物語が当てはまらない、いろいろなうつ病が現れはじめました。種々の呼び名で呼ばれますが、「もてあまされる存在」である点が共通しています。生活史をたどってみると、この人たちも「あらかじめ失われた人生史」を抱えています。そこでこの人たちを年若い遷延うつ病と考えてみることにしました。

この人たちの治療で困るのは、くだらなくてしかし熱中のあった時代、を持っていないことです。ですから退行を治療手段として使えません。それ以上に困るのは、「あらかじめ失われた人生」、その人生とは資質の実現としての人生ですから、回復のためには、まず資質が把握されなくてはならず、資質の萌芽は通常、くだらなくて熱中のあった時代に見出せるものだという点です。その時代が失われているので、手がかりが無いのです。

それに代わるものとして「オタクの活動」があります。くだらなくもあり熱中もあるからです。ボクは、オタクの勧めから資質の萌芽の発掘へ、という道筋を「新しいうつ病」の人々への治療の物語にしています。ボク自身の手品への熱中もその例です。

ところで、うつ病の増加や新型うつ病の出現だけでなく、さまざまな依存症などや反社会的行動などが「うつ病予備軍」の基盤として出現しているように思えます。それらの原因をボクは「数値目標」にあると考えます。

うつ病親和者は群れを作り共通の目標を目指し、その達成の喜びから力を得ます。これまでの目標は達成の瞬間に生理的興奮と充足をもたらすものでしたが、数値目標の達成には生理的充足をもたらす力がありません。

そのことから、うつ病の疲労困憊の病因として「虚しさ」に注目することが大切です。「虚しさ」の本質は魂のテーマですが、うつ病を招来するのですから、その脳生理の研究が進められるべきであろうと考えます。

数値目標に限らず数値が神のごとく君臨するようになった潮流は、農業文化の終焉を示しているのかもしれません。

狩猟文化と異なり農の文化は目標を共有する群れと成員の均一化を要求します。その発展形は産業革命と近代軍隊であり、両者を支えるための義務教育制度です。

文化は各成員がそれを担っているという雰囲気あるいは実感を伴うあいだは充実感をもたらしますが、文化が発展するにつれて逆に成員を支配し拘束している雰囲気になります。

そこまで発展すると、担い手からのエネルギーをもらえなくなり衰退すると同時に硬直化します。「死に体」です。そして崩壊がさらに加速されるという悪循環が生じます。

数値の君臨は典型的な硬直化です。そして崩壊は二つの方向へ表れます。

ひとつは、群れ社会の主役であったうつ病親和者の発病と自殺という自滅方向であり、いま一つは均一化社会の秩序への破壊活動の方向です。群れ社会からの離脱者の増加と数値改竄はその典型です。

近年の農産業の衰退とうつや犯罪の増加とが連動しているのは、ヒトの「魂のレベルでの連動」「虚しさの爆発」の結果なのでしょう。農への回帰の動きも僅かに見られますが、瀕死のあがきに過ぎないでしょう。

三　発達障碍のための物語

発達障碍の物語は高機能広汎性発達障碍の発見から始まりました。正確には日々目の前にあったのに見えなかった特徴が見えるようになったのです。

もっとも、伏線は以前からありました。もう三〇年もまえから、統合失調症の症状を示しているのに抗精神病薬を処方すると幻覚・妄想が激化して保護室に収容せざるを得ない状態となり、試みに減薬すると元通りの状態に戻る患者がときおりあり、抗精神病薬のパラドキシカル反応と考えられていました。

また、統合失調症とか境界例とか非定型うつ病とかさまざまに診断されて、医療機関を遍歴する患者がありました。その種の患者たちのなかに、奇妙に気心が通じて治療のとっかかりが良いのに薬物療法でも精神療法でも副作用がでるばかりでなんの成果も得られず、二人で、さらには家族も巻き込んで四苦八苦する症例にも出会いました。

一九八四年、大学から伊敷病院に移った頃、ボクは向精神薬の副作用にこだわり、Oリングテストなどで処方を決めるようになり、極力少量の処方をするようになりました。漢方薬を併用するようになりました。

数年して一人の三〇歳代の女性の入院がありました。小学校時代に東京の専門病院でAD／HDの診断（当時は「微細脳障害」の診断名）をうけ、今日まで数回の入院を繰り返しながら投薬治療を受けていて、母の郷里の鹿児島に転居したのでした。

波乱万丈の病歴もさることながら、ボクがこれまで出会ったことのない、超人的な膨大な処方を服用していました。三年ほどの入院で漢方薬と少量の向精神薬の処方となり、現在は月一回の通院をしながら、障害年金で母と生活しています。最近、通信制高校をトップの成績で卒業しました。

このかたとの対話でボクは目を開かれ学びました。「心のあるいは魂のレベルでは健康であるのに、道具としての脳機能がそれも小部分が発達していないせいで、ドミノ倒し的に、複雑性PTSDとなり呻吟している人生」という認識がうまれました。

そして対処行動としてのものがきが「厄介な異常人」の形態を作っているのであり、初対面のときの「気心が通じる」という印象は正しい認知であると了解しました。

そして、脳の小部分の発達障碍は各人各様であり、治療や援助はテーラーメイドでなくてはならない、と考えるようになりました。そこには、ボク自身の発達段階でのいろいろな、自分でも不可解な「生きにくさ」への納得出来る物語の完成が伴っていました。

発達障碍へのあらましの理解ができてくると、治療難渋の症例はすべて発達障碍の基盤を持っていると理解するようになり、ひいては、世にあるヒトはみな多かれ少なかれ発達の凸凹を持っており、通常それは個性と呼ばれていると考えるようになり、大器晩成とか老熟とか呼ばれる事象は発達障碍の発達可能性の証拠であると確信するようになりました。

そして、治療難渋とは学習難渋であり、発育難渋も学習難渋の結果であると考え、学習と脳の発達との相互作用を思い描きつつ治療の場に臨むようになりました。具体的には患者の状態の中にマイナスを探すのではなく、学習の成果と脳機能の成長とを探して指摘することを治療の中心に置いています。また、脳も他の臓器と同じように、使役と休息を繰り返すことが発育促進的であろうと考えています。

ボクは脳の疲労の箇所を邪気として感知できます（次章でお話しします）ので、その部分へ気を送り込むことで疲労を回復させることができます（この技の発展史は第十二章の主題です）。

一番疲労するのは小脳です。いまひとつ、左脳の前額部のブローカー言語野の下縁です。ここはミラーニューロンに関連すると言う話を聞いて眺めていて、感知できるようになりました。この分野は顔写真の正面像で左眉の上部あたりに邪気として感知できますから、発達障碍の可能性を瞬時に察知できます。次にその部分へ気を送って疲労を取ると邪気が消え、本人が「頭がすっきりした」と言います。診断確定です。

小脳には気功も有効ですが、春ウコンの服用が有効です。その作用機序は不明ですが、Oリングテストでオーケーなのと本人の服用後の有用感を試してみてもらっています。ひょっとしたら脳の発育に役だっているのではないかとの報告もではじめています。春ウコンに出会ったのは、ある患者さんが富山の置き薬の熊の胆を飲むと気分がいいと教えてくれたので、その処方構成からウコンに目をつけ、種々のウコンを試して、屋久島の春ウコンに到達したのです。

いまひとつビール酵母が脳の発育に有益なのではないかとの考えは、発達障碍の治療をしている精神科医がビール酵母をおやつに食べている患者が数人いると教えてくれたので、Oリングテストで確かめて使っています。これもどの成分が有効なのかも作用機序もまったく不明です。

発達障碍者の両親のいずれかに左脳の前額部に邪気がありますので、ボクは発達障碍は遺伝的な資質があるのだと思っています。しかし、親御さんは社会生活を何とかやれているし、家庭を営んでいますから、付加的な因子があるはずです。

付加因子の一つは幼児期の遊びにあると推察します。発達障碍者へのスキルトレーニングとして行われているプログラムのなかに、昔の遊びに類似したものがあるからです。昔の子どもたちは遊びの中でソシアルスキルトレーニングをし、脳の発育に役立てていたのだと思います。思い返すと子ども時代のボクは、集団の遊びになじみにくく、それでも頑張ってついていったのでした。人並みのことができないのに、勉強が別格だったので、味噌っ滓として受け入れてもらえ、苛められなかったのが幸いだったと思います。

いまひとつの付加因子は環境汚染であると思います。環境汚染物質によりホルモン系と中枢神経系の発育阻害が起こることは実証されているようです。発達障碍者に化学物質過敏症が多いことは左証であるかもしれません。また、発達障碍者の電磁波への過敏さから推察して、胎児への電磁波公害も一因となっているかもしれないと空想しています。

社会との関連では、ここにも、農業に起源を持つ均一化志向社会の、終焉間近の硬直化を想定することが可能です。群れ社会が緩やかで鷹揚であった時代には、発達障碍者は奇人あるいは特殊技能者として別格扱いされ、子ども社会では味噌っ滓として受け入れられ、苛めの対象にはされませんでした。しばしば能力の凸の部分で尊敬されたりしました。最近、多くの歴史上の天才たちに発達障碍の基盤があることが語られるようになりました。特殊技能者として受け入れられることは、発達障碍児の未来像として現実的です。均一化志向の農業中心社会でも特殊な能力者として受け入れられる場合は多いからです。

ところが現代では、群れの外に別格として生きることが許されず、窮屈な思いをしている天才たちが多いようです。その上ほとんどが、学童期に苛めの対象となり、不適応を発症します。群れや価値観の硬直化の際に普遍的に見られる末期現象です。

ひょっとしたら事態は意外な進行を遂げるかもしれません。うつ病の物語でお話ししましたように、均一化の志向が極端化して数値目標を神の位置に置き生理的充足を捨てたことは、群れ社会の崩壊を導きます。ところが、発達障碍者の多くは数値や論理に安定を求める資質です。数値・論理・契約・個の人生を主軸にする社会が到来しようとしているのかもしれないのです。

群れない社会なんてイメージはなかなか描きにくいのですが、その社会では、ミラーニューロンの発達した一部のうつ親和者はバラバラの人々の妥協点を調整する裏方として存続を許され、その他おおぜいはスラム社会を形成するというような未来図が描けそうです。

これはさしたる根拠のない物語ですが、現場で発達障碍児への援助の方針を作る際のヒントになります。発達障碍児にとって明るい未来像の一種ではあるからです。

第九章　Oリングテストから

ボクらの世代は薬物療法の黎明期に精神科医になりました。向精神薬が次々に登場して、その使い分けの指標がないことに困りました。種々の専門家の意見や感想を頼りにしてみても、しょせん多数例での有効頻度であり、いま目の前にいる患者に当てはまるか否かは飲んでもらってエビデンスを得るしかありません。プラセボ反応もあります。

より深刻なのは副作用の問題です。多剤を処方して副作用が生じたとき、責任薬剤はどれであるかは過去の例からの推量に頼るしかありません。深刻な副作用に出くわしたり、遅発性ジスキネジアの問題に出会って、困り果てたボクは漢方や代替医療に心を向けるようになりました。大学を去り伊敷病院に移る頃です。

代替医療の模索の過程で、Oリングテストに出会いました。嬉しくて熱中していましたが、患者との共同作業なので精神科では使いにくい場合が多くて困りました。

一　Oリングから全身センサーへ

外来で心理療法をしていた鍼灸学校の生徒から、入江式フィンガーテストを教えてもらい、便利で正確なのでそちらに変えました。ただし、患者との共同作業で共通認識を得るには、いまもOリングテストを用いています。家族に教えると、家庭でも共同作業が可能となりますし、入江式を使って、自分一人で薬や食品や化粧品の選別ができる人もあります。

ボク自身は指テストや舌トントンという手技を考案しました。手技の実際は『改訂　精神科養生のコツ』をご覧ください。これらの手技のなかで、舌トントンはあまり練習してもらえませんが、次の理由で重要な手技ですから、ぜひ習得して欲しいのです。

指テストは、指を使う作業の最中には使えません。自分で自分をマッサージをしていて、マッサージされている自分の身体の方が気分良い体験をしているか否かをリアルタイムで判定するときには、舌トントンが有用です。

また、中華鍋で炒めものをしていて、丁度いい炒め加減か否かを香りで判定することも舌トントンは得意です。踊りや体操で、あるポーズをとるとき、体のどこかに無理をさせているときは舌トントンが動きません。そのとき無理な部分を感知して修正すると、舌トントンが滑らかになり、ポーズも美しくなります。

舌トントンの習得にはさらに貴重な効用があります。舌トントンを頻用していると、体全体の感性が敏感になり、体全体の内部感覚をセンサーとして使えるようになります。次の段階である「邪気」の察知のための「センサーとしての身体」が準備されたのです。「気」の世界への展開と手技の実際については、第十二章でお話しします。

ある日、ボクが薬のサンプルを机に並べていると「あっ　これが合いそう」という患者に出会いました。Oリングテストや入江式と完全に一致します。患者に教えてもらうと、一瞥した瞬間に頭の中がスーッとするのだそうです。ボクも練習してできるようになり、眉間（インド人が紅を付ける場所）に近づけるやり方だと多くの人が感覚で判定でき、薬に限らずあらゆる物品と自身との相性を判定できることがわかりました。舌トントンでセンサーとしての身体が準備されていますと、眉間に近づけなくても、自分の全身をセンサーにして判定できます。Oリングテストでも入江式でも、術者の生理機構に何らかの変化が生じた結果ですから、その変化自体を内部感覚で覚知できれば手技は不用です。なんの技術分野であれ、熟達の道程はシンプルな方向、道具や特殊な手技が不用になる方向へ向かいます。

ある日、患者の眼前に錠剤をかざして、脳からこちらへ向かってくる邪気を中和できること（すなわちその薬剤が合っていること）を確かめながら、「一つ……二つ……」と振っていると手が止まることに気づき、試行錯誤のすえ、それがその患者の一日薬量を示していることがわかりました。ボクの陪席をしている医師たちの多くがこの手技をできるようになり、治療の実を挙げているので、普遍性・信頼性のある手技だと思います。

Oリングテストとの出会いと展開は、ボクを奇妙な世界に引き入れました。よそ目には、手品のような魔法のような超能力のようなオカルトのような世界です。しかもどんどん深みにはまっていく気配があります。迷い込んでいるのか、新しい手技の開発なのか訝りますが、日々の臨床で実効を挙げているので止めるわけにもゆきません。

その昔メスメルやライヒも同じような困惑の中にいたのかもしれません。その困惑から脱出しようとして、懸命なそれゆえに力仕事で無理な理論化をしたのでしょう。同じ轍を踏まないために、ただ手技だけをありのままに展示するに止めます。正当化や理論化を目指さず、常に困惑感を保持し続け得る心、が実務者のアイデンティティです。

二　「邪気」の察知へ

もともとOリングテストは相性を診るためだけの手技ではありません。病巣部ことに腫瘍の大きさや性状、感染症の病原菌なども的確に同定します。その際の用具として銅製の棒を使ったりします。平常心を保てるよう訓練された助手をセンサーとして使います。ともに診断の精度を上げる工夫です。ボクは面倒臭がりなので、自分の指を使って病巣部らしい場所の皮膚表面を探ってみました。自身の体内センサーの快・不快の覚知を使って、まあ似たような結果が出せます。

そのうちに、指で触れなくても指差すだけでもよく、ついには幻の指で差す、すなわち注意を指のように尖らして対象に向けるのでも同じ効果が得られ、ある程度の距離は妨げにならなくなりました。そして、体内センサーに不快な感覚が生じたとき、それを対象へ投影して「邪気がある」と表現するようになりました。

この感覚を言葉でお伝えするのは難しいのですが。みなさんは夏の日照りのアスファルト舗装に陽炎をご覧になることがありますね。あのとき空気のゆらぎである陽炎自体が見えているわけではありません。空気のゆらぎが光を屈折させるせいで、ゆらぎの向こう側の景色が歪んで見えているのです。景色が歪んで見えるのは生体にとって不快な感覚を生みますので、それを投影して、「陽炎が見える」と認知しているのです。ボクの「邪気が見える」は同じ認知です。

この手技を使って、ボクは脳梗塞やその大きさや異常脳波の局在を察知したり、子宮筋腫の位置や大きさをかなりの的中率で同定できるようになりました。そのうち、ボクの察知する病巣の大きさはＭＲＩの結果よりも常に大きいことに気づきました。おそらく病巣部周辺の浮腫や炎症を察知しているのだろうと考えていました。

そのご、陳旧性の脳梗塞や透析を受けている腎からは邪気が見えない事に気が付きました。さらに、透析を受けている排尿の無い腎に気功をすると邪気が出現し、同時に二〇〇ミリリットルほどの排尿が見られたりする症例に出会いました。そこで、ボクが察知している邪気は生体の闘っている雰囲気あるいは苦しみの表出なのだろうと考えるようになっています。ここから、いろいろな方向へ手技は発展してゆきます。次の章へとつながります。辟易しながらお読み下さい。

三　臨床現場での活用

テストの修練がどの段階であっても、臨床で活用できます。初めはその人と薬との相性を見るのに使っていましたが、いまでは、邪気を発している身体部分が薬や食品や電磁波などの外部刺激にどう反応するかを見ることにしています。たとえば、胃痛の人の胃の部分から発せられる邪気の前に薬や食品をかざして、邪気が減るならば効果が期待でき、不変なら無効、邪気が増加するなら、有害と判定します。応用としては、副作用の判定に使えます。薬疹や肝障害や吐き気などのとき、服用中の薬物を、症状の出ている部位に一つずつかざすことで責任薬剤を同定できます。これから投与する薬剤の副作用を事前に察知することもできます。

たとえば、カルバマゼピン投与にあたっては薬疹と造血系への傷害が心配です。薬疹については肘の内側の柔らかな皮膚部分に錠剤を当てて邪気が出るかどうかを見ます。造血系については胸骨に錠剤を当てます。肝障害については肝臓の部位に当てます。こうした予知作業の際は、錠剤を当てて置く時間を三〇秒から一分ぐらい掛けてください。既に副作用が出ている場合は、一秒で充分です。

面白いのは、効果の予測にも使えることです。漢方薬にも向精神薬にも使えます。例えば咳に対応する漢方薬は数種あります。そのエキス剤をそれぞれ気管のところに置いて咳の真似をしてもらいます。咳の真似がし難いエキス剤があったらそれが正解です。向精神薬では頭部に置いて気分を内省すると分かります。むろん、Oリングテストで判定する方が正確です。痛み止めは痛む場所に押し当てて痛みが軽減するなら飲んで効きます。

すべて、苦訴と直結する反応なので患者の納得が得られますし、漢方薬への関心を育て、治療をあなた任せにせず自ら参加する意欲を育てるという余得があります。

心理療法の手技であるフォーカシングの代わりに使うこともできます。こちらの全身をセンサーにして傾聴していると、患者が何かの話題をした瞬間、脳や体全体から発せられる邪気の強度で、そのテーマの重さを量ることができ、表情とくに目の力の増減すなわち意欲の強さの増減とのマッチングで、本人がそのテーマに取り組む準備ができているか、あるいはそのテーマに圧し拉がれているか、を推測することも可能です。

整体や経絡治療や鍼灸などの治療にも邪気の増減を指標として役立てることができますが、それぞれの章でお話ししましょう。分野が何であれ、対策・対処の工夫をする際には、対象の性状や反応を質的・量的に認知できる、しかもリアルタイムで感知できることが、技の進展のために必須です。

第十章　漢方治療

向精神薬の副作用、なかでも遅発性ジストニアやメージュ症候群の難治性にショックを受けて、せめて漢方薬の併用で向精神薬の量を減らせないか、と考えはじめたのは二十五年ほど前です。当時の大学病院では漢方薬は使えないので、書物の上だけの勉強でした。ほどなく伊敷病院へ転職し、本格的に勉強してエキス剤を使いはじめました。どなただったか、漢方の大家の言葉がボクにヒットしました。「漢方での治療は自然治癒に過ぎないと言われることは、漢方医の誇りである。漢方は自然治癒を援助するのだから」当時、精神療法の治癒機制を考え続けたあげく、自然治癒力の仮説が必須であると考えるに至り、『精神療法面接のコツ』に次のように書いていています。

「精神療法の場にやって来る患者は、現状からの離脱を切望している。意欲と能力とを露出しているのが普通である。したがって、治療者の作業は『妨げない』『引き出す』『障碍を取り除く』の順になることが多い」

以来ボクは、侵襲の少ない治療手技からスタートして副作用の強い治療手技へと順に進めるというアルゴリズム、を念頭に置くようになりました。現在では、生活習慣への助言→サプリメントの選別→バッチ・フラワーレメディ→気功や整体や鍼灸→漢方薬→化学薬品へと、害の少ないものから始め、やむなく害を容認せねばならぬものへという段階的治療計画の手順を脳裏に流しながら、診察を進めるのを習慣にしています。といっても、所要時間は数秒から数分です。

漢方の勉強に取り掛かった当初は、大海にボートを漕ぎ出した気分で、確かな航海指針が欲しく、八綱弁証を勉強したりしましたが、論理の複雑さもさることながら整いの硬さに辟易して止めてしまい、処方を選択する際に頭の片隅に思い浮かべる程度にしています。

すでにお話ししましたように、「整然と形成されているものは表の世界・虚の世界であり、裏の実の世界を束の間圧殺しているだけだ」との幼児期以来の思い込みが抵抗するのです。

この思い込みには、区分けとそれを行う「線」への嫌悪が伴っています。世に在るすべては互いの境界が微かな融け合いでつながっており、線を使った整然たる区分けは仮象の産物である、アナログが真であり、デジタルは仮象である、との信条はボクの人生のセントラル・ドグマであり、発想の基底です。

そのせいで、漢方の方剤に抵抗感があります。それらは古人が目前の患者に対して工夫し創案した処方だから、いま自分の目の前にいる患者には近似値的な適応に過ぎないのであり、いわゆる「さじ加減」が必須だ、しかしエキス剤ではそれができない、とチョット悩みました。まもなく、自分の服用体験から、心身は刻々と移り変わっているので、方剤が合ったとしても、しょせん瞬間の最適値に過ぎない、と知りました。

そして、心身が健全であると最適値からのズレを吸収する余裕があり、心身が弱っていると許容力が弱い、それへの対処としてセンサーが鋭くなる、と考え、「香りや飲み心地が悪い時は体に合わなくなっていますから止めてください」と告げるのが習慣になりました。さらに、指テストや眉間での判定法を教えて、随時自身で判別してもらうようにしました。技術移転の作業です。

病と治療について整った論理体系があるとしたら、それは個々の患者の外にあるのではなく、複雑系としての個体のなかに、しかもアナログの形で在るはずだ、と信ずるようになると、整体や経絡治療や気功も食養も精神療法も、個体内部の治療体系という複雑系の一部を、互いに重なり合いつつ担っている、とのイメージがうまれました。

それぞれの治療手技を区別し分別管理しようとする動きは、生体を分別管理する動きであり生体のデジタル視です、虚像化です。そのような意図を持つ外部からの操作に対し、実態としての生体はアナログとしての複雑系を保ちつつ呻吟する結果になりましょう。表現型としては半病人化です。それらしい患者があらゆる治療領域で激増しています。

実態としての複雑系に接近する方法としては、論理体系の形をなさない「口訣」という知恵の表現型が、お祖母ちゃんの知恵と同じ的確さを備えています。

ある時、師匠である小川幸男先生が「漢方に熟練すると、歩いている人を見て、○○の証の人だ、と分かるようになるよ」とおっしゃったので、本で読んだ「望んで之を知るを神という」との扁鵲の故事を思いだし、その知恵へ近づくことを夢としました。

口訣で代表される知恵の正しさは、他から圧殺されない権利を担保する正しさであり、他を圧殺する権利を担保する正しさではありません。知恵とは本来そうしたものです。この理屈付けは、整った論文を全く書けない自分への格好の言い訳、ＥＢＭを大嫌いな自分、他を圧殺する志向を持つすべての文化へのフォビアの自分、の立場表明になりました。

漢方薬エキス剤についてのボクの口訣群は『精神科養生のコツ』に紹介しています。八綱弁証よりも口訣が好きになったボクは、日本漢方が好きになりました。日本漢方では腹診を重視します。ボクは本やビデオを見たり小川先生の陪席をしながら、腹診の習得に取り組みました。ところが、診療を続けているうちに腹部を圧診しなくても撫でるだけで所見が採れるようになりました。

そこで、患者をベッドに横たえたり腹部を露出させたりする前に、つまり普段の問診の段階で、幻の手、すなわち手のイメージで腹診を行い、実際の腹診の所見と照合する実験を重ねました。数カ月で両方の所見はおおよそ一致するようになりましたので、幻の手による腹診を愛用していました。しかしそのうち、百種ほどのエキス剤を患者の目前に流してゆき相性の合うものを「気」で選ぶことができるようになり、所見採りのための腹診もしなくなりました。

いまひとつ、最近開発した「冷え」の診断法があります。冷えの診断ごとに体の中心部や骨の冷えの診断は容易でありません。体表では三十七度台の発熱を示す場合さえあるからです。丁寧な問診が必要です。最近開発した診断法は極めて簡便です。冷凍庫から保冷剤を取り出して、患者のみぞおちの前方にかざすだけです。体の中心部に冷えのある人では、三メートル程の距離でも不快感を訴えます。冷えのない人では、みぞおちの数センチ前まで近づいても不快感が生じません。中心部の冷えは真武湯や半身浴や湯タンポの適応であることが多いのです。病歴の長い患者には、この簡便法を試みてみて下さい。中心部や骨に冷えがあるのを見過ごすと、他のどのような的確な治療をしても改善は得られません。ボクは生来ものぐさで、簡便法へ傾斜する傾向があり、何かの分野を極めることができないままに今日にいたっています。保冷剤法はその典型です。台所の知恵の水準です。これもボクの発達障碍の一部分なのかもしれません。

第十一章　操体法から

虚弱児童にありがちですが、ボクは幼いころから脊柱の歪みがありました。また自律神経系の不安定の症状に苦しめられていました。しかし、二つを関連付けて考えたことはありませんでした。四〇年ほど前、ひどい自律神経系の不安定と易怒性を示す男性患者の主治医となりました。タクシー・ドライバーで二回もむち打ち症を経験していて、頚椎の歪みがありました。向精神薬療法も精神療法も効果を挙げませんでした。整体治療に紹介したところ短期間で軽快しました。いらいボクは、自律神経の不安定と肩こりのある患者には、頚部外傷の既往歴を探すようになりました。

伊敷病院に移ってからは、自分でも整体術の真似事をして、むち打ちから幻視を生じて抗精神病薬服用でひどい状態になっていた患者を完治させたりしました。当時のボクの技術は橋本敬三先生の本で学んだ「操体法」でした。自然良能に奉仕するという操体法の基本理念が気に入ったのです。なかでも、赤ん坊や子どもは自然良能の塊だから、毎日一回くすぐり遊びをすれば全身の整体治療になる、という教えが、簡便法を大好きなボクにヒットしました。患者に操体法をしてあげ自分にも操体法を応用したりして、長年の腰痛や肩こりが軽快しました。その体験から、体の歪みが万病の元と考えました。

その後、カイロプラクティックの優れた治療者に出会い、三年間ほど通って自律神経の不安定もほとんど完治しました。そして、脳の疲労から筋緊張のアンバランスが生じて、結果として体の歪みが生じる、という逆の流れもあることを教わりました。他方、気功教室にも数年間通い、野口整体について学びました。太極拳の教室通いももう十五年を越えました。それらの体験や知識が混ざり合って、治療の技が展開してゆきました。

一　体に触れない整体

操体法では、まず関節を動かして痛みの出現する動きの方向を探します。つぎにその動きの正反対方向の動きをするように患者に指示しますが、前もって治療者の手は患者の動きを阻止するように抵抗しておきますので、患者は治療者の手を押す動きになります。患者と治療者の力の拮抗が高まった瞬間に治療者は脱力します。患者の体の動きはたたらを踏むような短く鋭い一瞬の動きとなり、その動きが関節の歪みを修復するのです。

治療の実際では、痛みの強く出る動きの方向を患者が自分で見つけるのは難しく、治療者が動かしてやって痛みの強い方向を診断してあげる場合が多いのです。それをしていると痛みが出るまで動かさなくても、微かに動かす方向へ力を加えると、患者の筋肉が強ばって邪気の味が出現することに気づきました。つまり、痛みの強く出る方向を同定するのは痛みを感じさせないでもできるのです。軽く触れて微かに動かす動作を送り込むだけで邪気は出現します。ふと思いついて、患者の体に触れていた手を五ミリほど離して「動かすふり」を行っても、邪気は出現することに気づきました。現在ではボクは、この察知法で操体法の診断をしています。

ある日、奇妙なことが起こりました。僅かに離した手で「動かすふり診断」をしていたら邪気が分からなくなって、操体法をまだしていないのに患者の関節は楽に動くようになったのです。整体が生じたのです。この現象は、若くて柔らかい体の患者や、ギックリ腰などの新鮮例では頻繁に起こります。ボクには何か「気の力」というような超能力があるのかもしれないと思い、辛うじて見える極小粒の小麦粉の一粒をテーブルに置いて気を送ってみましたが、まったく動きません。それに、ボクの気の力で歪みを増加させて痛みをひどくすることはできません。

そうしたことから、ボクの気が患者の自然治癒力に暗示を掛けて、自ら整体するように誘惑しているのだろうと考えました。そして、暗示という作用は中枢神経系の存在を前提にせずとも、細胞のレベルでも起こるのではないか、そう考えると、世の中の不思議な事柄のあれこれが説明できそうだ、と空想しました。しかし、その空想はそのままにして、ボクは技の次なる発展へ熱中しました。

若い患者や新鮮例では「触れない操体」が上手くゆくこともありましたが、多くは診断だけを離した手で行い、施術は触れて行っていました。但し、動きやすい方向にこちらが動かしてあげることが多くなり、本来の操体法からは離れた整体法になってゆきました。

　ある日、脊柱の整体をしていました。椎骨が後方へ飛び出している人では、静かに押しこんであげれば良いし、生体側もそれに呼応します。ところが、内側すなわち腹部方向へ椎骨が変位している場合はどうにもなりません。困ってしまったボクは、以前に漢方の診察で使っていた「幻の手」を思い出して、現実の手は背中の陥没部に置いたまま、「幻の手」で腹腔内から押すというイメージを試みました。整復は成功しました。合理的な説明の不可能なこの技法にボクは熱中して、一度に五、六本の「幻の手」を身体内部のあちこちに挿入させて整復を行いました。

　少し前から、一つの気づきがありました。せっかく整体をしてあげても、次に会ってみるとまた元に戻っている人が少なくないのです。自然治癒力の概念と馴染まない「着実な再発」の原因を探して発見しました。再発しやすい全員が仙骨の尖端にある尾骶骨に歪みがあるのです。

　そこでボクは、尾骶骨は体の「真っ直ぐ」という感覚に関連しているのだろう、歪んだ尾骶骨が発する「偽の真っ直ぐ感覚」に従って、身体の自然治癒力が偽の真っ直ぐという歪んだ状態を作成しているのではないか、と考えました。早速、尾骶骨だけを修正する整体をしてみました。早い人は数分で、遅い人も数週間で、体全体が修正されてゆき、仮説は証明されました。

　困ったのは、尾骶骨を触って修正するのは、場所柄ためらわれる行いです。仕方なく、本人の指で尾骶骨を摘ませて、その手をボクの手で動かすという苦しい工夫をしていました。幻の手を発明して助かりました。三本ぐらいの幻の手で尾骶骨の修正ができるからです。しばらくそれでやっていましたが、されている本人が「あっ、動いた」と声を上げたりすると、しているボクのほうがきまりが悪いのです。そこで改めて、「幻の手とは何なんだ」と考えました。

おそらくはボクの「気」の働きをこの幻の手のイメージで誘導しているのだろう、他のイメージで同じ誘導ができればいいんじゃないか、と考えました。そこで、慣れ親しんでいる離魂融合法を採用しました。ボクの身体を相手の身体と融合させると、凝り固まった部分や歪んだ部分が、ボク自身の体として感触されます。それを修正してのち離魂融合を解くと、相手の歪みが修正されているのです。この方法を完成して、ボクの整体術の世界は「気功」の領域に入って行きました。これ以後は次の章でお話ししましょう。

二　させられる治療へ

カイロプラクティックの世界では、頭蓋を構成している数個の骨は互いの接触面に僅かな軟部組織があるからその許容範囲では動きうる、骨格標本になると乾燥して動かないのだ、と主張する人々と、動くのは頭蓋骨の筋膜だけなのだと主張する人々との論争があると読んだことがあります。ボクの手の感触では骨が動くように感じますが、筋膜の動きを感じているだけかもしれません。

それはともかく、筋緊張性頭痛や頭重感や目眩や耳鳴りなどに、頭蓋の整体が有効なことがあり、薬物投与よりも本質的で良心的な治療だと思い愛用しています。効果判定が瞬間にできるのが魅力です。操体法からの知恵で、生体が動かして欲しい方向へ動かすのですが、何しろ微かな動きですし、動きの方向も千変万化です。あるとき、両手を頭蓋に軽く置いた状態で「頭さん頭さん、ボクの手を動かして下さい」と心のなかで呟いてみました。するとボクの手が軟体動物のような動きをはじめました。そして着実な治療効果をあげました。

これは、ボクの手が絶え間ない揺らぎをしており、患者の頭蓋側の揺らぎがボクの手の揺らぎを誘導するアフォーダンスの現象なのだ、意識が介在しない分だけ動きが精妙なのだ、と考えました。これを「させられて行う治療」と名づけました。名づけた瞬間、これは対話精神療法の技法の終着点になる、と確信しました。

すでにボクは、対話精神療法の極地は雑談精神療法だと考えるようになってはいましたが、雑談精神療法の技法精錬の理念像を模索していました。フラクタル概念だけでは粗雑だと感じていました。頭蓋整体の体験をヒントに「させられて行う技法」「言わされて喋る言葉」これらを密かに「主体的受動性」と名づけて工夫することにしました。

ある日テレビ番組で、浄瑠璃の太夫と三味線とが自身の芸を保ちつつも調和した舞台を作ろうと試行錯誤を繰り返すのを見ました。そこにあるのは互いが互いをアフォードしながら「鞍上人なく鞍下馬なし」の境地を作ろうとしているのであり、十牛図の「人牛倶忘」にも通じると思います。その境地は自他の分別の薄れた世界であり、心理面接の初心者が素人の世界からプロになるためには自他の分別を学ばねばならない、のと逆の流れです。十牛図の「返本還源」に当たりましょう。もう一度、素人の世界に戻ることが要請されているとも言えます。

「稽古とは一より習い十を知り、十よりかえる元のその一」を連想したりしますが、いずれも語るは易く具現する道は遥かです。終生精進が芸人の心ばえであり、悦びでもありましょう。

第十二章　「気」と「経絡」の世界

技の工夫の道中は絶え間ないスクラップ・アンド・ビルドの連なりです。しかも、一度廃棄された技は無意識プールに保管されていて、リフォームされた形での再利用を待っています。言い換えれば、廃棄物が資源の山なのです。

この作業が究極に達すると、無限に近い技資源の山を無意識プールとして抱えた、意識上は「空」のありようとなり、情況の要請に応えて無意識プールの中から場に合うようにリフォームされた形での技が繰り出されることになり、それは「新たな技の創生」と呼んでも差し支えないでしょう。少なくとも当人にとっては常に新鮮な瞬間でしょう。

昔、大東流合気柔術の祖、武田惣角が逝去したとき、各地の弟子たちが集まり、先生に教わった技を出し合って記述し後世に残そうと試みました。二〇〇〇ほどの技が書き留められたとき、未だ沢山の技が残っており、どうやら先生はその時の相手や自分の気分しだいで適当に技を出しておられたようだと皆が気づき、作業を取りやめたという話があります。終着点に到達した人の技の世界はそのような構造なのでしょう。情況が要請するまでは「空」であり、技が繰り出される瞬間に新鮮な体感があるそのような境地を目指したいものです。

無論この境地は到達不可能な理想郷ですが、修行の目標としてはそのようなあたかも到達可能かのような理想郷像が適切です。この本には後進への遺す言葉としての役目をも託していますので、理想郷像を記述して置くことは妥当でしょう。

面接や対話精神療法の技の場合も事情はまったく同じなのですが、スクラップ・アンド・ビルドの過程を描写し説明するのが難事です。身体の領域は技の構造が具象的かつシンプルなので、この章を技工夫全般の過程を例示する場にしてみます。

一　太極拳

すでにお話ししましたように、運動ことに相手があり勝ち負けがありスピードが要求される競技スポーツはすべて苦手でした。それゆえに運動のできる自分を夢見て、ジョギングやサイクリングに熱中した時期もありましたが、老年期にさしかかり郷里に帰って太極拳に出会い、もう十五年以上も熱中しています。

当初は、自分の短所が露呈しない性質の運動であり健康法にもなるから始めたのですが、まもなく体への感覚を育てる作用と医療の技への応用が豊富であることに気づき、ますます熱中していいます。それに絡めて、ボクの気づいた太極拳にまつわるコツを少し語ってみましょう。なお、ほぼ同時に気功教室にも通い始めたくさんの示唆を受けましたが、生活が多忙となったせいで数年で止めてしまいました。

太極拳はゆっくりした動きです。そして、ゆっくり動けるようになれば速やかに動くのは容易だと言われます。逆説かと思っていましたがそうではなく、ゆっくりした動きをやってるとき、たいそう忙しいのです。配慮しなくちゃならない要請が山ほどあるからです。

それをクリアしてゆくと体の動きが変わります。その変化が定着し無意識化すると、速い動きでも同じように動けます。それ以前の速い動きは粗雑な構成だったのです。そのうえ、無意識化された動きは日々の生活全体に浸透し、ついには考え方までも変えてゆきます。

逆に、考え方の精細化が太極拳の上達に寄与する感じもあります。これはボクの技研究のセントラル・ドグマであるフラクタルに通じますからそれだけでも太極拳に惚れ込んでしまいます。太極拳には修練のヒントとしていろいろな助言があります。それらの一部を精神科臨床と絡めながらお話しします。

① 放鬆（ゆるむ・ゆるめる）

緊張を去り全身の筋肉をゆるめることです。考えてみると筋肉の唯一の機能は縮むことです。縮んで動きと力を発揮するのですから、準備段階としては伸びていなくてはなりません。理の当然です。ただし、瞬時に縮むための準備状態ですから、ダラーッと伸びているのではなくスタンバイしている、すなわち「意と気」の満ちたリラックス状態です。しかも立位を保つには力が要るし、ゆっくり「動く」すなわち筋肉を縮ませる動きの部分もあるのですから、必要最小限の筋肉を縮ませて動くわけです。例えば、腕を持ち上げる動きでは最小限の力でもちあげ、腕を下ろすときは腕自身の重みで下がってゆく感覚とし、下がる速度をゆっくりにする必要上、上げるときの筋肉を少しだけ抵抗として使うという感覚で動かすのです。またすべての動きの際、ボディービルダーの写真で見るような表面の太い筋肉を使わず、深層筋すなわち骨の近くの外見からは目立たない筋肉をもっぱら使います。

放鬆は縮むための準備状態以上の意味を持っています。「意」を向けて筋肉をゆるめますから、筋肉への注意と感覚とを鋭敏にします。感覚の鋭敏は体の内部全体に広がります。とくに、深層筋へ注意と感覚を向けることができるようになります。私たちは健康なときは、体の内側へ注意を向けることはほとんどありません。とくに深層筋はほとんど意識されませんから、ここを意識できるようになるには若干の練習時間が必要です。そして、深層筋をゆるめるには全身の骨と重心とが正しくなくてはなりません。歪みのある体では、深層筋は無意識に緊張し続けて、どうにか二足歩行を可能にしているのです。それに関する助言が、次の「立身中正」です。

また、内側への注意と感覚を練習していると、通常の外界への注意と感覚がお留守になりますが、それは一時的なものです。内側への注意と感覚が精錬されると外と内とへ同時に感覚を配れるようになり、しかも以前とは比較にならないほどの精密な外界への感性が育っています。武芸者の意識状態です。いいかえると、その状態に達するまでは練習を続ける必要があります。

② 立身中正と虚霊頂勁

立っている人体は骨の積み木のようなものです。積み木が理想的に積まれていたら、何の支えもなしに立っていられるとイメージしてみて下さい。すべての表層筋も深層筋も放鬆の状態でいられるはずです。無論、そんなことは現実にはありえませんが、それにしても現代人の体は歪みまくっています。そして、対策として深層筋があちこちで慢性緊張して積み木を支えています。さらに体のバランスをとる工夫として、重い頭部の位置をずらして立っている人が大多数です。操体法では「体の歪みは万病の元」と言いますし、整体やカイロプラクティックやロルフィングその他、歪みを修正することで心身の故障を治す治療法は全盛です。

このような現代人が立身中正を行うのは不可能です。首の力を抜き頭頂から糸で吊り下げられているマリオネット人形のイメージを行うという「虚霊頂勁」は無理です。ただし、内部への感覚が鋭敏になると歪みの部分を察知しやすくなります。歪みが認知できたら、整体治療の専門家の助けを借りることも有益ですし、時間はかかりますが、太極拳の動きを丁寧にすることで自己整体の効果を得ることは可能です。

特筆すべきは履きものです。原始人のようにいつも裸足で歩いていると足の骨ことに踵の骨が修正されて体の歪みが絶えず修正されています。現代人にそれは不可能ですが、地下足袋やぞうり、下駄は似たような整体効果をもっています。残念ながら多くの現代人は靴の生活です。靴で足を歪めその歪みを補正吸収すべく体全体が歪んでいる人が現代人の大半です。逆に優れたシューフィッターをさがして自分の足ことに踵骨の位置を正しくする靴をあつらえてもらうとそれを履いて歩くだけで、自分の体重で刻々と整体をし続けていることになり自律神経症状や冷え性の改善に著効があります。

ボクは体の歪みを自力で修正するいろいろな方法を考案して、『精神科養生のコツ』に記述しています。前の章でも少しお話ししましたがその中に紹介している「舌トントン」という技法は、体全体の姿勢に無理や力みがないかどうかを判定するのに便利です。立身中正のコツの一部として「尾閭中正」という言葉があります。仙骨から尾骶骨の先までを真っ直ぐにする感覚です。

さらに尾骶骨の尖端の骨を前方が上がるように動かす（後方へ回転するイメージ）と、骨盤を立てる（尻をひっこめる）のがコツだと語られたりします。「臍を天に向ける」もおなじ狙いのコツです。ボクは「舌トントン」を使って、それらをすべて試した結果、全身のすべての骨を僅かに後方へ回転するのが立身中正に最も良く、その感覚を習得すると太極拳のすべての動きに応用できると気づきました、

そしてこの動きは精神科の面接場面でのボクの体の動きをも自然な雰囲気にするので日々修練中です。その動きはまだなかなか定着しませんが、副産物として患者の動きの不自然さや体の歪みへのボクの察知力が鋭くなってきました。内へのセンサーの訓練が外への察知をも鋭くするのは放鬆の場合とおなじ事情でしょう。

③ 一動全動

「一動無有不動」とも言います。体のどこかが動いているときに、体のどこにも停止している部分は無い、という意味です。指を一本動かしても体全体の重心が変化します。それを体のある部分で補正するとそこにまた重心の変化が生じます。それを繰り返すと究極には体全体を微細に連動させながら動くことになります。ネコ族なかでもチータのしなやかな動きがそれです。人では坂東玉三郎丈の動きが、希少な例です。

ボクがこの言葉に惹きつけられたのは、フラクタル概念を考えの中心に置いているからです。悟達した僧の書を電子顕微鏡で見ると墨の粒子が一定方向に整列しており、それが書が発する気の源であると読んだことがあります。これはフラクタルの完成であり一動全動を極めると体の細胞の気が整列し、ついには分子構造も整列して全身から気を発するのではないか、その状態では傍らにいるだけで癒しを放射する人になるのではないかなどと連想しました。

学生時代に仏教青年会の用事でお伺いした禅僧と、ほとんど言葉を交わすことなくお茶をいただき一時間ほど過ごしたときの、癒され体験の不思議さが思い起こされました。そのような治療者になることは、到達不可能であっても目標としては正しいはずだと信じます。

④ 含胸抜背

初め「含胸」とは胸を引っ込めたボクサーの構えのような姿勢だと考えていました。しかしそれでは「抜背」の意味が分かりませんし、猫背のような姿勢が立身中正と相容れないのは明白です。

あるとき、ブルース・リーやジャッキー・チェンの映画で裸の背中から肩甲骨が突出しているのを見た記憶が思い出されました。それは宝塚で「天使の羽」と呼ばれて体型作りの基本とされていることも知りました。猫背のような姿勢では肩甲骨が肋骨に張り付いたようになり、呼吸を制限します。含胸抜背とは肋骨から剥がれた肩甲骨が胸部を抱えているような姿勢、を指すのだろうと考えました。そうすると抜背の意味も満たすだろうと思いました。

それにはまず肩甲骨を剥がす必要があります。そこでスポーツ選手が愛用するストレッチ・ポールを購入して使うことにしました。使ってみると肩甲骨が剥がれて立つだけでなく、腸骨が立ち、仙骨がひっこみ、立身中正にも寄与することがわかりました。含胸抜背と立身中正とが揃った立ち姿は昔の武芸の達人の立ち姿「チータが立ち上がった」ようになることが想像できました。さらには次の沈肩墜肘を考えるのにも寄与しました。

⑤ 沈肩墜肘

なで肩で、肘が常に地を指している、の意です。格闘技のテレビを見ていて、強いアスリートは例外なくなで肩すなわち沈肩です。いかり肩の格闘家はボディービルダーからの転向で、見掛け倒しの人が多いのです。

肩甲骨が肋骨から剥がれて自由になると、墜肘すなわち肘で地面を突き刺す気分でいるだけで、沈肩は自ずと達成されます。しかも腕と肩甲骨が一体化しますので「力は脊背に発す」が自然に行えるようになります。これに示唆を受けて、下肢の動きも腸骨と一体化して動かすと、いままでよりも滑らかになることに気がつきました。

調子づいたボクは、四肢の動きの起点をどこに定めたらいいかを模索しました。動きは「気によって発す」と考えると、右上肢の動きの起点は左の踵骨の内側に定めるのが自然な動きとなり、左上肢の動きは右の踵骨の内側に定めるのが良いと感じました。恐らくボクサーのパンチの要領も同じであろうと考えます。下肢の動きについては、動きの気の起点を頭の百会の上方二〇センチ程の空中に置くのが良いと感じました。

結果として、両上肢の動きのためのXの線が体の背中側にあり、両下肢の動きのための二股の線が体の内部を貫いているイメージです。そうしたイメージ配置は太極拳の際だけでなく日常生活の場でも維持して心身健康法として役立つと感じていました。しかし、⑦の新しい工夫が登場すると、より柔らかな体感覚を得て、上下肢別々の二つの直線のイメージは廃棄されることになります。

⑥ 連貫と円活

太極拳では、滑らかに水のように、角ばらず球のように動くことが理想とされています。色々と工夫してみてもなかなか体得できません。ことに前進して次の後退に移るとき、一瞬の静止状態が生じます。それが角ばった味になるのです。

あるとき、世界チャンピオンのボクサーのパンチを高速度撮影で捕らえた映像を見ました。気づいたのは、チャンピオンの拳は往復運動をしているのではなく、引き伸ばされた横8の字を動いていることでした。そこで「往復運動を円運動に変える8の字」というアイディアが生まれ、満足できる動きになりました。気がつくと坂東玉三郎丈の動きはすべてそうなっています。

この気づきはメタファーとなりました。精神科の面接の場でも角ばらない応対を工夫してみることにしました。太極拳ではなかなか上手くできませんが、精神科面接では心地良い水準で発揮できるようになっています。やはり面接はボク自身半世紀に近い修練の基礎がありますから、たかだか十数年の太極拳とは違うのでしょう。

⑦ 新たな工夫

精神科治療を心身合一の世界と感じるようになったボクにとって、「心身相随」を旨とする太極拳は同質の文化だと感じるようになりました。だが、精神医療の場でのボクはときおり融通無碍と自賛するほどのありようを達成しつつあるのに、太極拳の場ではさまざまな要請や自分の工夫などが入り乱れて、まったくぎこちないままでした。心身合一どころか体さえバラバラでした。なにか統一原理のようなものを捜し続けました。あとでお話しする気功治療でのセンスが解決の糸口となりました。

自分の身体をとりまく空間に掌をかざして、徐々に身体へ近づけてゆくと、三〇センチほどの距離で気の抵抗を感じます。一瞬掌の動きが止まるのです。身体全体が気のバリアに包まれていることがわかりました（図1を御覧ください）。身体を包むこの気のバリアを気の液体のイメージとして捕らえます。そしてこの気の液体は身体の内部にまで満ち満ちており、すべての骨の接合部もこの液体で満たされているとイメージします。

結局のところ、人体は気の液体であり、そのなかにややバラバラに近い骨格が浮いているイメージです。皮膚や筋肉や内臓は無視されます。そして、すべての動きはこの液体の動きであり骨格はそのなかで浮遊して動かされているとのイメージです。

この時やや難しくしかし重要なのは、足裏も下方三〇センチほどの気の液体に包まれていることです。つまり足下の床の中へ気の液体は入り込んでいるのです（図2を御覧ください）。足下のイメージが鮮明になると、体の直立が不思議なほどに安定します。寝転んでいるときは無論、布団の下にまで気のバリアが入り込んでいるのです。

液体の動きがすべてを導くというイメージで動いてみると一個のアメーバーになった体感になり、すべての骨の接合部に浸透している気の液体のおかげで個々の骨は最も適切な動きをしますから、意識せずとも「一動全動」が達成されます。当然、⑤での二種四本の直線のイメージは、動きを制限しますので廃棄となりました。

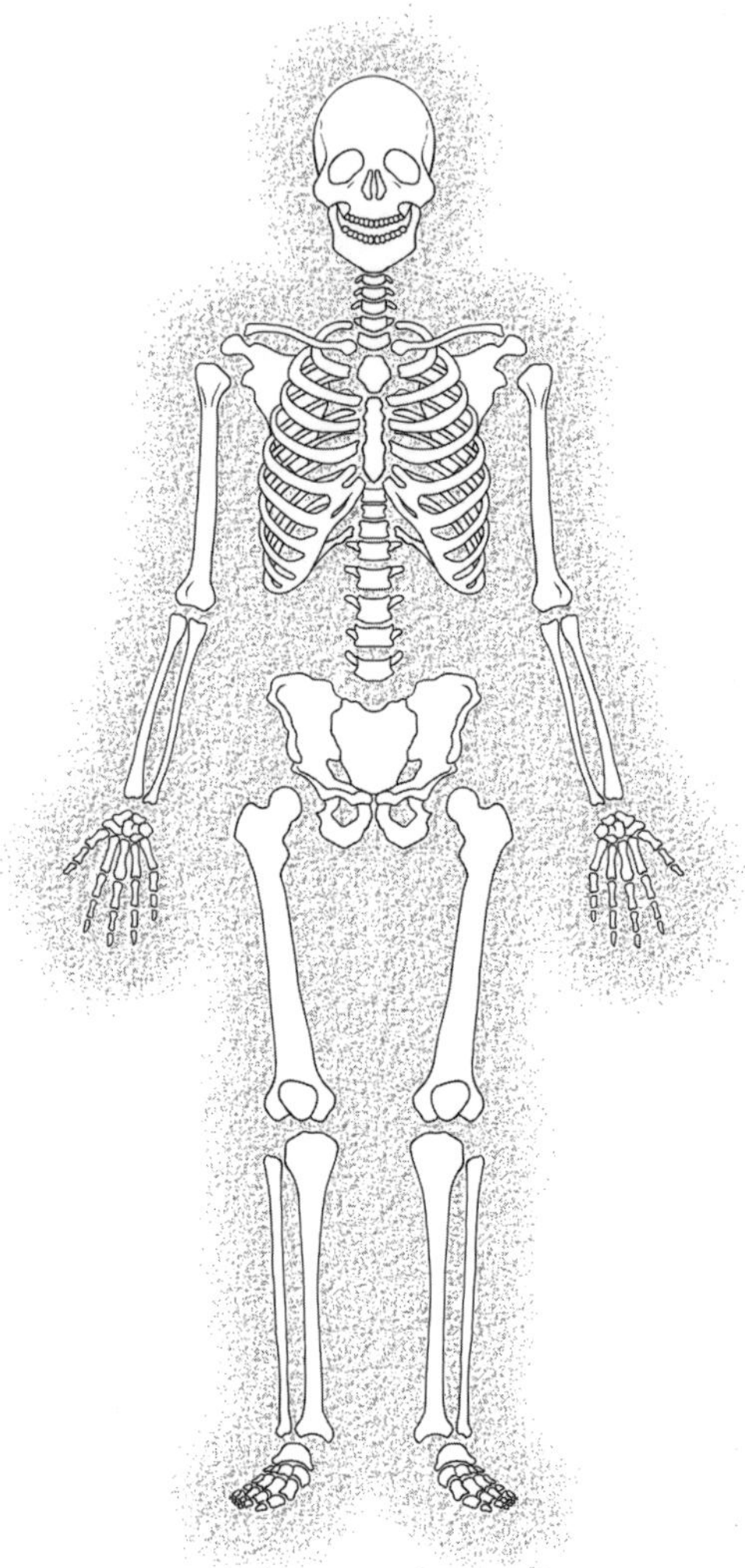

図1

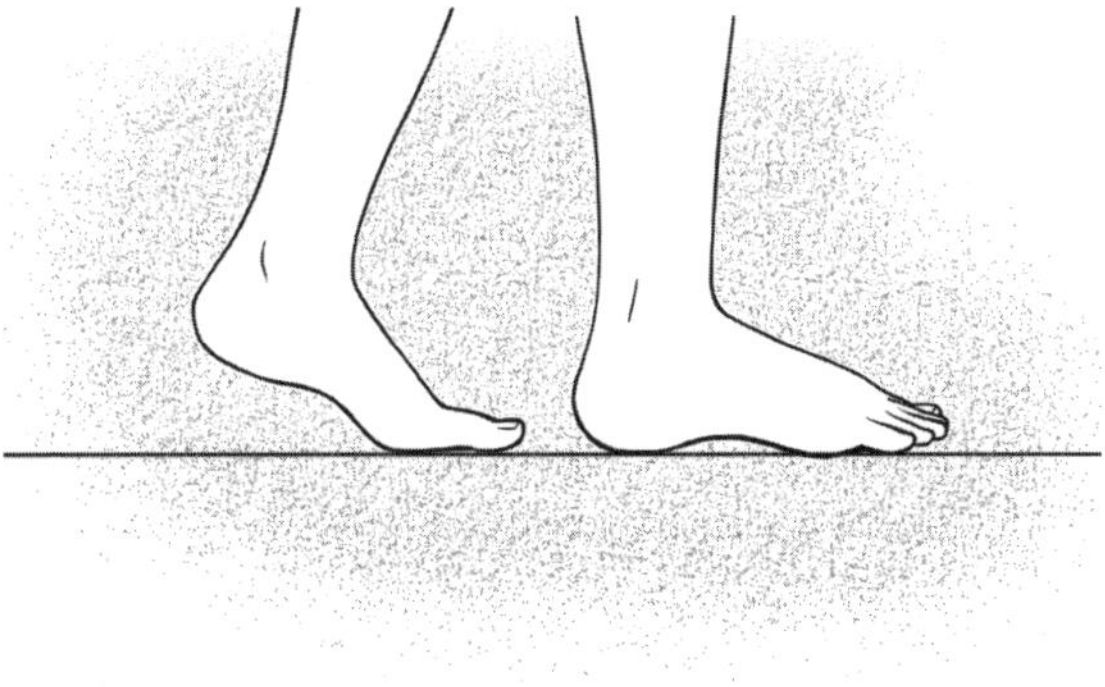

図2

気の液体のイメージには医療上大きな副産物がありました。「動作法の簡略化」です。「動作法」は成瀬悟策先生の創案になる治療体系であり、はじめ脳性麻痺のリハビリテーションの技法として開発されましたが、治療哲学としての深化を伴いつつ「からだから心へ働きかける」体系に完成されています。ボクはイメージ能力の優れた脳性麻痺の人に、気の液体のイメージを教えて動いてもらいました。その人は瞬時に動作の改善、すなわち不随意運動の減少を見せました。特別な身体イメージ能力を備えた人にしか適応になりませんが、ここから次の技の可能性を探りたいと思っています。

⑧ 上下相随

アメーバーの動きはとても快適なのですが、太極拳における「上下相随」の要請に合いにくいことがわかりました。グニャグニャし過ぎなのです。そこで、前に廃棄した背中の線のイメージをリフォームして使うことにしました。今度は、左右の肩関節と股関節とを結ぶXのイメージを採用しました。Xの交点は命門（第10胸椎の高さ）にしました（図3を御覧ください）。肩甲骨と腸骨とがXの線上を相関して動くイメージにすると、例えば、右下肢を曲げるとき右の腸骨が命門の方向に動き、それに合わせて左の肩甲骨が同じ距離だけ命門の方向に動いて、同時に左の腸骨は命門から遠ざかり、右の肩甲骨も同じだけ命門から遠ざかり、結局、左右の肩甲骨と腸骨で菱形が描かれるというイメージです。これで「上下相随」の要請が満たされました。

さらに、命門すなわち図3のXの交点から地面まで錘をぶら下げたイメージを描きます。垂線は背骨の背中側に沿って垂れていることが多いのですが、体が前傾する姿勢の際は、命門から脊柱を斜めに貫いて背骨の腹側に垂れることになります。この垂線のイメージを保ちながら太極拳の動きをすると、「立身中正」の新たな、今までよりも柔らかな体感を得ることができます。心地よい太極拳になります。

しばらくこのイメージで太極拳を練習していたら、気づきがありました。体重の掛かる側の腸骨を立てる（後方へ回転する）、それに合わせて同じ側の肩甲骨も同じ回転をするのが正しい動きである。同時に力の掛からない側の腸骨と肩甲骨は前方へ回転するのが正しいのです。これで「虚実分明」左右の虚と実とを明確にする、との要請を満たすことになります。

腸骨と肩甲骨の同方向への回転というイメージが「ナンバ歩き」についての疑問を解きました。明治維新で洋式の歩行スタイルが導入されて以後の日本人は、脊柱を捻って歩く動きになっ

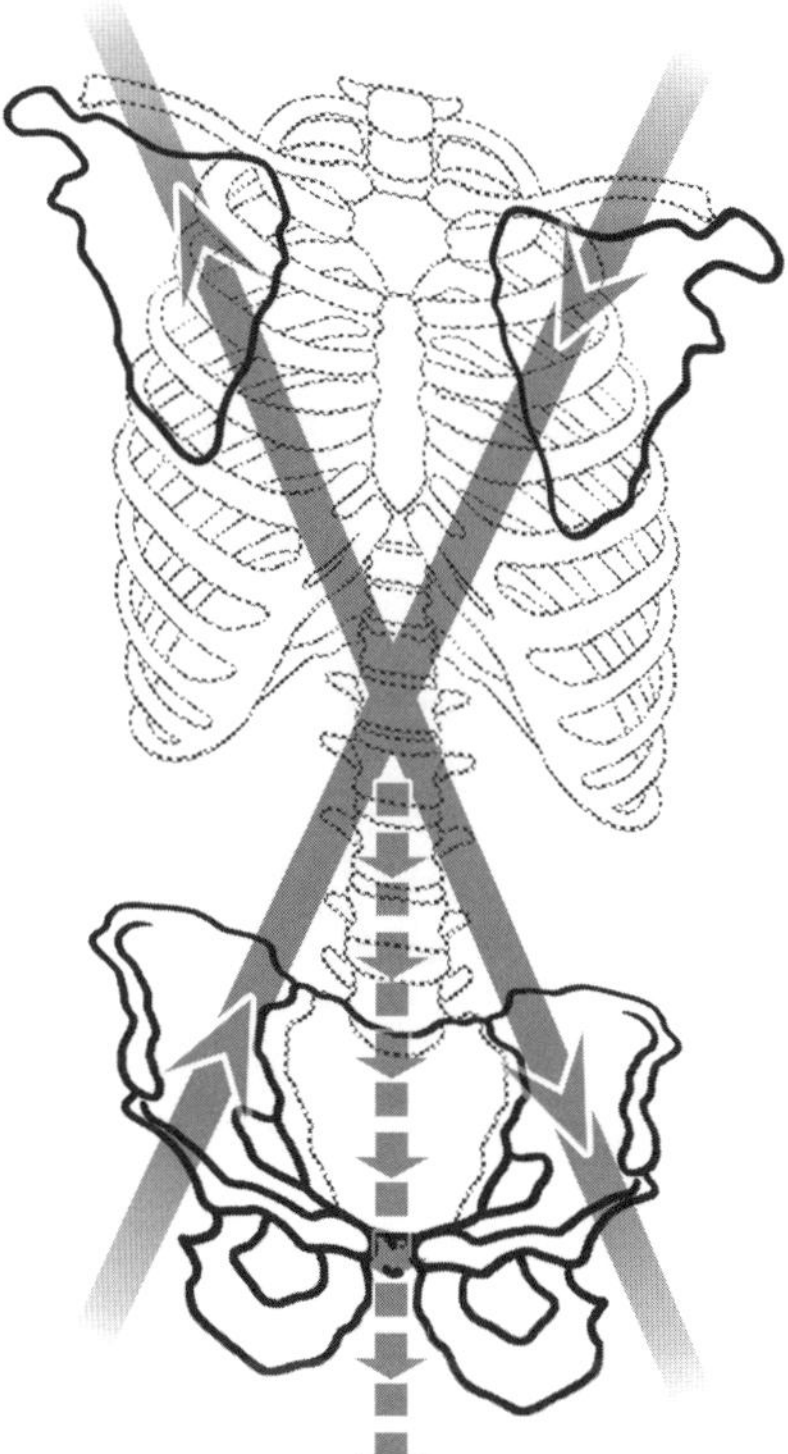

図3

た。江戸時代までの先祖は脊柱を捻らずに歩いていたので、長い道中でも疲れが少なかった。それが「ナンバ歩き」である、というところまでは定説となっているものの、「ナンバ歩き」の方法については論争が絶えません。

ボクは腸骨と肩甲骨の同方向への回転というイメージが「ナンバ歩き」なのだと確信しました。実際に歩いてみてスムーズで疲れません。但し、太極拳と異なり体重がかかる側の腸骨も前方回転です。平地と下り坂では体重の移動が速やかになされるのでそのほうが良いようです。

上り坂では太極拳と同じで、後脚側の腸骨と同じ側の肩甲骨を後方へ回転する必要があります。正月の箱根駅伝での「上りのギアにチェンジしました」との解説者の言葉の内容はそれであろうと思います。

二　気功の世界

数年間通った気功教室では、探究心の豊かな指導者のもとで、野口整体やホリスティック医学やヨガや食養についても学ぶことができました。多忙になり教室を離れたあと、自分なりの工夫で医療の技の中に気功を組み込んでゆきました。

① 邪気の認知の精錬

前の章でお話しした、邪気の認知や薬と患者の相性を判定する作業を繰り返すうちに、ボクは個々の薬のイメージを雰囲気の記憶として保持し続けることができるようになりました。誰かが担当している患者の病状を話しているのを聴いていると、自然に処方薬を選定し助言してあげることができるようになりました。

あるとき、疑問が湧きました。ボクは、語られている話で処方を決めているのだろうかと。そこで、別の患者をただ思い浮かべるだけにしてもらってみました。そうすると、話しているその人の頭の左上（ボクの側からは右上）にぼんやりと性別年齢不詳の人の影が浮かび、ちょうど目前にその人が居ると同じように処方をきめることができ、話し手がその処方を有益な助言と評価してくれ、後日患者の好転が報告されることが多いのでした。また、自分の担当の患者と電話で話していて、向こう側の全身像がボンヤリと浮かび、大まかな全身診察ができ、さらには離魂融合法を使って「気による整体」をしてあげることもできるようになりました。

面白いことに、診断は携帯電話を介してもできますが、整体は双方ともに固定電話でないと上手くできません。恐らく行き来する情報のビット数の差に因るのでしょう。これも面白いことに、浮かぶイメージは眼を閉じても変わらず、むしろイメージの細部が明確になります。閉眼によりボクの集中力が向上するのでしょう。

携帯電話の映像を介したり、目の前の人が思い描く人物イメージを介しての、遠隔気功治療も試みていますが、まだ成果が上がっていません。やはり、送られる情報量の不足によるのでしょうか。

気を感知するようになって、『精神科診断面接のコツ』で述べている「目を開ける」「閉じる」「耳になる」などの技法にさらなる展開がありました。

目前の患者を見ながら声を聞き話の内容を聴きます。次に一瞬目を閉じ、ボクの顔面が管のようになり、管は首を通って命門にまで達しているとイメージします。その管の中へ、姿と声と話とが一体になった患者の総体を吸い込んで命門にまで導きます。すると命門を中心にある種の感覚や感情が湧きます。その感情を顔面の管の開口部にまで逆流させ、そこで目を開けて患者をみます。すると、一瞬前に見た患者とは印象が異なり、もっと感情や体調を備えたありようとして見えます。患者が体験している肩こりや頭痛や空腹が感じ取れたりします。練習を重ねると、常に管が開いている体感となり、いちいち目を閉じる必要が無くなります。

ボクは「逆転移を介さない認識はない」とのアフォリズムを愛用していますが、それは、意図せずに生じた、こちらの感情反応を偶然に察知した際の、活用法の段階に留まるものでした。新しい技法は積極的に逆転移を誘発して認識を細やかにする工夫です。そして、整体治療で発見した「主体的受動性」の発展「主体的受動性の認識への活用」です。

②気による治療

懇意にしている陶芸家からこんな話を聞きました。「作者が手放すときの陶器は素材であり、持ち主の扱いや人柄の影響で次第に本物の器物になる」。これは「気」の作用だろうと思い、陶器を両掌で保持して天地の気を導き入れるイメージを行ってみました。数分後には陶器が爽やかな気を発する様になりました。ボクの錯覚や自己暗示かもしれないと思い、同じような二個の陶器の一方を選んで気の操作を行い、それと知らない人に判定してもらうと、必ず気の操作を行った方の陶器を「良い」と判定しました。その陶器は三年ほど経っても気が失われませんから、何か決定的な変化を受けているのだと思います。

また、磁器やガラスや金属では気の操作が無効ですから、分子構造の密度が関係しているのかもしれません。そうした遊びの時期を経て、診察室でも気を活用するようになりました。そのなかの「8の字の気功」やその他について『精神科養生のコツ』に紹介しています。先にお話しした「体に触れない整体」も気による治療です。

③歴史への操作

ボクは、写真をみて邪気をそれも脳の邪気を感知できるようになりましたので、患者がいつから悩む人になったのかを診断する目的で、アルバムを持ってきてもらうことにしました。アルバムの写真をみて、その年齢での脳の邪気をみるのです。

これは「告白なき直面化」という治療手技に相性のよい方法でした。邪気は分かって時期は判定できても、内容は不明だし、時期を指摘することで、本人は内容を「思い当たる」からです。あるとき写真の脳の邪気を掌の気で消去してみました。するとその年齢以後の写真からの邪気が消えるのです。そうした写真間の伝播は年代を遡ることはありません。それにしても写真間でそんな伝播が起こるなんて合理的説明ができません。邪気を感知できるようになっている数人の友人に見てもらってもボクと同じ判定をします。集団暗示なのでしょうか。

合理的説明ができなくても、現在のその人の脳に歴史上の邪気あるいは邪気の因である不幸の記録があることは確かだろうと思い、それを消去するのは治療になるだろうと考え、患者の頭頂に両掌を置き、零歳から現在の年齢まで数を唱えながら、天地の気を送りこむことを試みました。するとある年齢のところで数唱が止まってしまい進みません。そしてその年齢は患者の思い当たるふしがある不幸の年齢であるとの証言を得ました。

そこで、患者本人の両掌も参加してもらい、それでも数唱が止まってしまいがちなら、さらに数人の気の力を借りて突破することにしました。「人生の気功」の完成として『精神科養生のコツ』に紹介しています。「告白させることなく過去を取り扱う治療」が前進しました。

ところがその後、マイナス一歳・マイナス二歳の邪気を示す患者に出会うようになりました。例外なく、難治で苦悩の強い患者、精神分析療法をしていたころ、「業」を背負っていると見立てたグループの患者です。少し患者に問うて、マイナス一歳とは患者が胎児であったときの母の不幸、マイナス二歳とは母が胎児であったときの祖母の不幸、両方共いわゆる胎教の範疇の「業」に関係するのだろうというのが、現時点でのボクの推測です、繰り返し、マイナス二歳からの「人生の気功」をすることで確かに患者の心身に余裕が増えますから。メカニズムは不明であっても実用性はあると考えます。しかしこの術式も、のちにお話しする「全経絡の気功」にとって換わられて出番は少なくなっています。

また、この術式を行うと全身の皮膚に邪気が溜まってきます。それを除去する方法として「焼酎ブロ」を考案して、『精神科養生のコツ』に紹介しています。「焼酎ブロ」は、自分の内側に邪気がなく他から受けた邪気を消去するのにも著効がありますから、共感的な姿勢で他者に接している人の、日々の健康法として有用です。

④ 虹から波動へ

花はなぜ美しいのだろうと疑問に思ったことがありました。ただ単に波長の違いだけなのに人は種々の色として感じるのはどうしてだろうと不思議に思いました。いまだに答えは出ませんが、とりあえず、人はある波長が脳に入ったとき生理的に快適な反応が生ずると美しいとか心地よいとか感じるのであろう、そうした感覚は、何らかの役割を持つ進化の結果と考えてもいいだろう、と納得することにしました。

それはともかく、カラーセラピーというのがあることを知り、千代紙や色彩表を使って患者それぞれに相性の良い色を決めてあげて心身の癒しに役立てて貰おうとしていました。それは二つの気の相性を判定しているのであり、Oリングテストからの発展でした。

ほどなく、虹はすべての人が愛着する、すなわちすべての脳に相性がいい、と気づき、人はそれぞれ虹の色調の中の自分にとってのいいとこ取りをして癒されているのだろう、と一応納得して、プリズムを購入してそれを通して外界を見ると、すべての物品の輪郭が虹の色を呈するのを皆に勧めたりしました。じつはこれは、病弱で池の上に作られた子ども部屋でひとり遊びをしていた頃の楽しみでした。あのプリズムへの愛着は癒しを求めていたのだと理解しました。

ボクの外来で陪席をしていた人がＣＤの裏面を斜めにして眺めるとさまざまな色調が現れると教えてくれましたので、しばらくはＣＤやＭＤで自分の脳にとって心地よい色調を作り出して脳に入れることを勧めていました。しかし、反射光の色調は硬く、透過光の色調が柔らかで心地よいことに気づき、カットグラスで作ったサンキャッチャーを窓辺に下げておくと太陽光が虹色に分光しその部屋の「気」が良くなることに気づいて、それを推奨することに落ち着き、それまでの方法は今では廃棄しています。

ただし、波動についての関心は続きました。まず、ボクが「気」で相性を診ているのは実は波動を合わせているのではないかと思いました。その頃ホメオパシーに興味を持ちましたが、煩雑な知識体系や手順を覚える気にならず、沢山のレメディーと患者とを「気」で合わせるだけで決めています。一度、ホメオパシーの専門家と、患者を前にして互いにレメディー選びを試み、八割ほどの一致を見ましたので満足して続けています。ホメオパシーでしていることはその生体の現状に相性の良い波動を送り込んで、自然治癒力を賦活しているのではないかと考えます。

その頃、自分の尿を飲む「尿療法」とか自分の体の波動を水に転写して「波動水」なるものを作る療法が流行ったりしました。そこでボクは、生体の自然治癒力の主要要素として「邪」の体外への排泄があり、排泄物には代謝・排泄の歴史が波動の形で残存しており、その波動を生体へフィードバックすることで生体の代謝・排泄能を賦活するという仮説を立て、自己のアトピーの浸出液や汗や呼気などの波動をフィードバックする「オートパシー」なるものを考案し『精神科養生のコツ』に載せました。まあ、害は無かろうから、本人が「気持ちがいい」なら良かろうとしてみると、人によっては結構有効です。

また、すべてを波動というキーワードで括ると、電磁波や邪気に過敏な発達障碍者が音楽や絵画の天才を発揮するのが納得できます。共感のもつ治癒力やお守りやボクの「気による整体」なども波動で説明できる気がします。

しかし、ボクはそうした「知」の拡充の方向には興味が湧きません。新たな「技」の開発につながらないと関心が薄れてしまいます。ボクの空想癖と地から足が離せない実利癖とは好ましい循環図を描いているようです。

三　経絡の世界

自然治癒力を重視するボクの姿勢は、意識上は「精神療法と洗脳との異同」というテーマから始まりました。両者の技には似通ったところが多いが意図が異なる、との答では納得できませんでした。意図の差異が技に反映されねばなりません。

色々と考えたあげく、精神療法は「自然治癒力に奉仕する」、洗脳は自然治癒力を操って「異物を注入する」、精神療法は必要悪と知りつつ異物を注入することがあるが、行為の基底には自然治癒力への畏敬がある。その点が洗脳と異なる、を答えとしました。

そうすると、キーワードである「自然治癒力とは」が問いになり、「洗脳と教育の異同」も新たな問いとなりました。苦労して、「自己実現」「資質の開花」を答えとしました。そうなると、「自然治癒力の動き」すなわち「命が進んでゆこうとしている方向・資質に込められている未来」を読み取る診断術を模索するようになりました。そうした活動は『コツ三部作』の骨格です。ボクは次第に、こころよりからだの方を重視するようになりました。

からだの方を重視するようになっても、自然重視の姿勢は同じでしたから、「医食同源」を唱える漢方に惹かれました。ほどなく、漢方よりサプリメント、それより食養、アロマ、整体、気功と「必要悪」の程度の薄い方へ関心は移りました。東洋医学が経絡やツボへ注意を払うことが減り、西洋医学と同じ場に身を置くようになったことが不満でした。ボクのこころは経絡・ツボ療法へ傾いてゆきました。

① 手当て

聖人による奇蹟から「痛いの痛いの飛んでケー」まで、「手当て」の系譜は豊かです。ボクの8の字回しもその応用です。からだのあちこちの不快部分を8の字回しで軽快させうるので愛用し、患者にも勧めています。

それをしていて、左半身の不具合は右掌が癒し、右半身は左掌が癒すことが分かりました。そうなると、合掌をしているときは互いに半身を治療しあっていることになり、世界のあらゆる宗教で合掌が行われているわけが納得できました。ならば足でも事情は同じだろうと、「手足合掌」という方法を考案して航空機の中などで実行していましたがそこで止まっていました。本書を執筆中、この手技はすでに西式健康法で以前からおこなわれていることを知りました。「天が下に新しきこと何ごともなし」です。

もっと積極的な治療としては「手かざし」がいたるところで行われています。手当てと手かざしはどう違うだろうかと試してみました。違いは触覚の介在です。手当てでは術者も病人も触覚に注意を奪われますが、手かざしでは互いはもっと微妙な「気」の感触を感じます。そして気の交流のようなものが生じます。手当てでも同じことが生じているはずですが、触覚に妨げられて「感知」が生じません。

気の交流では受信と発信とが互いに強化しあう循環があるようです。また優れた術者は自分が発信者であるとの自覚が薄れ、自分の身体はアンテナのような働きであり、天地の気を病者の病巣へ送っているだけであり、自分の「気」を消費しないから、連続して百人に施術しても疲れることなくむしろ心身が浄化されて疲労が回復すると自覚しています。ただし、ボクにとっては、手かざしはすでに完成された技でありそれ以上に工夫の余地はないように思えました。

② 経絡とツボが見える

鍼灸の本などを見ると沢山の経絡とツボが描かれていて、それを参照しながらツボを見当てる手順が書いてあります。それが不満でした。

最初に経絡やツボを探知した人はそれが見えていた、あるいは感じ取れていたはずです。また、人体には多少の個体差がありますから、経絡やツボの位置も個人差があるはずです。古人のように感覚で捕らえたいと思いました。

二、三のすでに知っているツボをジーッと睨んでいると、そのツボが乗っている経絡が見える気がしました。そのイメージは目を閉じても消えません。そのうちにツボと関係なしに経絡が感知できるようになりました。視線を向けなくても、極端には背中を向けた状態でも経絡を邪気の線として感知できるようになりました。気による察知なのですがボク自身の体験としては「見える」という感触です。そして線としての経絡のそこここに邪気の濃い円形の部分があり、本に書いてあるツボと一致するので、ツボが「見える」ようになったことが分かりました。

ところが、沢山の経絡やツボが見えるのではなく、その患者の病に関連した経絡とツボだけが見えるのです。まあその方が好都合だと諦めていたところ、鍼灸学校の先生が、経絡やツボは病に関連して浮き出てくるのだと教えてくださったので、まあ古人の域に近づきつつあるのだと安心しました。

またその先生が、古典には経絡は身体の外まで伸びていると説かれていると話されたので、ジーッと睨んでいると確かに経絡は体外まで延びており、空中にツボまで見えるのです。面白半分にその空中のツボを摘んで捻ると、「アー来た来た」と体内に感じると言ってくれる人が沢山います。これで体に触れずにツボ療法ができないかと試した時期もありましたが、後にお話しする体内のツボの治療に興味が移りましたので、遊びの段階で止まりました。

ただし、手の指十本と足の指十本をそれぞれ空中のツボと重ね合わせると、経絡を察知できない人にとっても健康法になるのではないかと考えて『精神科養生のコツ』に紹介しました。手足合掌よりも優れていると思っていました。これはのちに「全経絡の気功」に取って代わられました。

③ ツボ治療

ツボが見えるのでツボ治療をしようと思いましたが、正式な訓練を受けていないので鍼治療はためらいました。中国の人の指を使った「気の鍼」の治療の本を見つけ、それをすることにしました。

その人は中指を使ってその先端から出る気を使って鍼の役目をさせていましたが、ボクは小指の方が強い気が出ることに気づき、小指を使うことにしました。ヤクザの指を詰めるお仕置きのとき小指を切り落とすのは、一番強い気を封じる効果があるのかなと連想したりしました。

ツボに当てた小指の先端を小さな8の字に動かすと、効果が増すこと、さらに回し易い方向がどちらかに定まるので、おそらく一方は「瀉」で他方が「補」だろうと面白く思ったりしました。しかし、相手の体が好む方をすればいいのだから、これも「させられてする治療」だと思います。

しばらくこの気の鍼をしていましたが、やはり正式の鍼をしたいと思いました。そのとき鍼の達人になると「提鍼」といってツボに鍼をかざして気を送り込む技を使うと聞きました。一足飛びにそれをしようと思い、イメージの気の鍼ならばどんなにでも細くできるので、幻の鍼をツボにかざすという技を試みました。すると画期的な発見がありました（図4をご覧ください）。

気の鍼で経絡をなぞってツボに近づくと、急に邪気の濃さが高まります。そして突然、邪気が消えます。もうちょっと動かすと突然濃い邪気を感じます。台風は目の周辺が最も風が強く、目に入ると突然無風になるのとソックリです。この目にあたるのが真のツボなのです。その大きさは直径が一ミリの数分の一ほどであり、正確に鍼を打つとはその真のツボに命中させることで

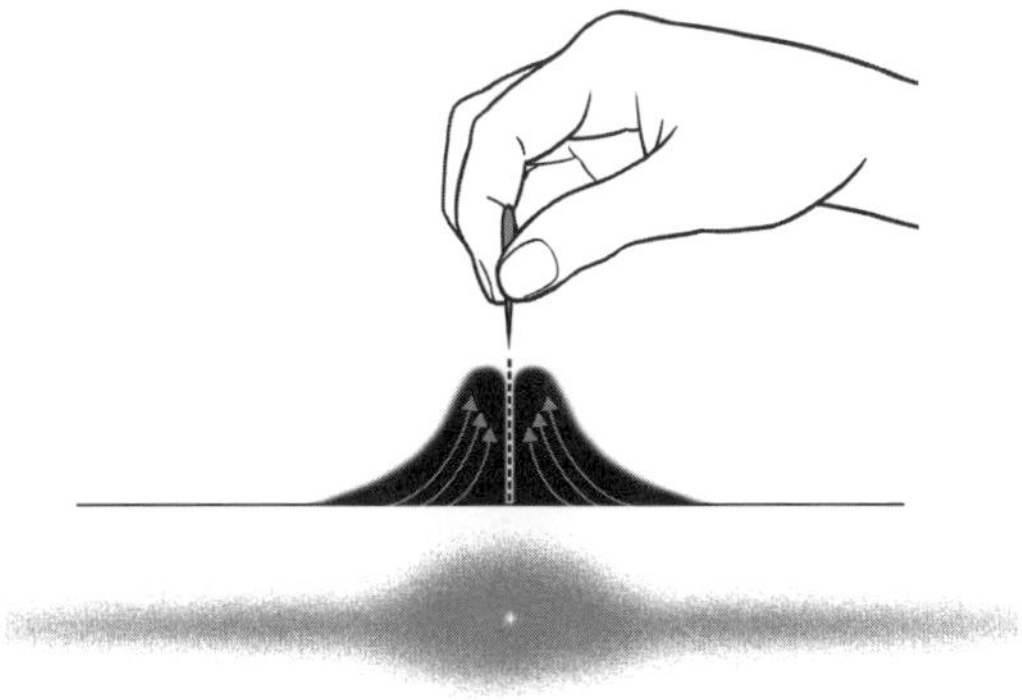

図4

す。

面白いことに、真のツボに気の鍼をかざすと、こちらが気の鍼を挿入するイメージでなく、ツボが気の鍼を吸い込んでゆきます。さらに面白いことに、吸い込まれてゆく気の鍼の先にまたもや強い邪気が感じ取られ、一瞬その邪気が消えます。ある深さのところにツボの真の源があり、表面に現れるツボは源のツボの投影像なのだろうと思います。この発見はのちに大きく展開します。

④ 気の流れ

気功教室では気の流れを感知させる練習として、両の掌を向かい合わせて、左右の労宮（掌の中央のツボ）の間を気が流れるのを感知する試みをさせます。ほとんど全員が感知できるようになります。あるときボクは気は図の矢印の方向に流れて逆流はしないことに気づきました（図5をご覧ください）。つまり、右の掌は気を送り出す役で、左の掌は気を吸い取る役割です。このこと

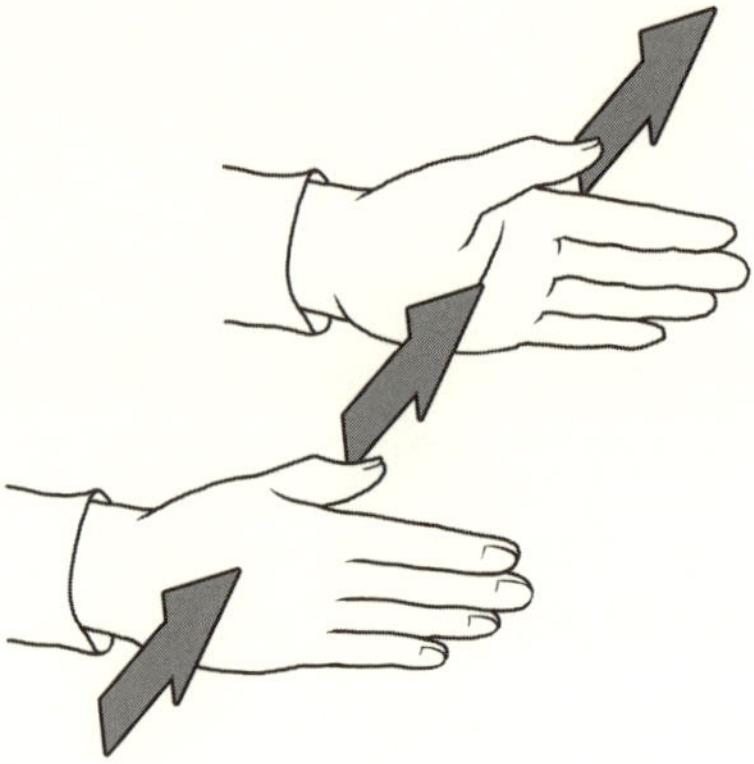

図5

は、仏像が右手をかざして衆生に慈愛を送り、左手を差し出して苦を受けとって下さるのと合致するので腑に落ちました。そして足の裏を向かい合わせると、流れは逆で、気は左足から右足へ流れます。気の感じがつかめる人は矢印に逆らって気を流すことが不可能なことを実験できます。

気の流れに方向性があり、しかも左右が逆であるという発見を、左半身は右の掌が癒し、右半身は左の掌が癒すという知見と合わせると、体の右半身と左半身は気的に正反対の性質を備えているという理屈になります。このあたりは、まだ整合性のある論理に至っていませんが、患者の治療に際しては、常に、ここでは左手を使うか右手を使うかを臨機応変に選択すべきであるとの治療戦略は現場で確かに有効です。

いまひとつ、ツボについて発見がありました。指先と労宮とでは反対方向の気の流れがあるらしく、図4の真のツボは、左手か右手かの正しく選択して当てら

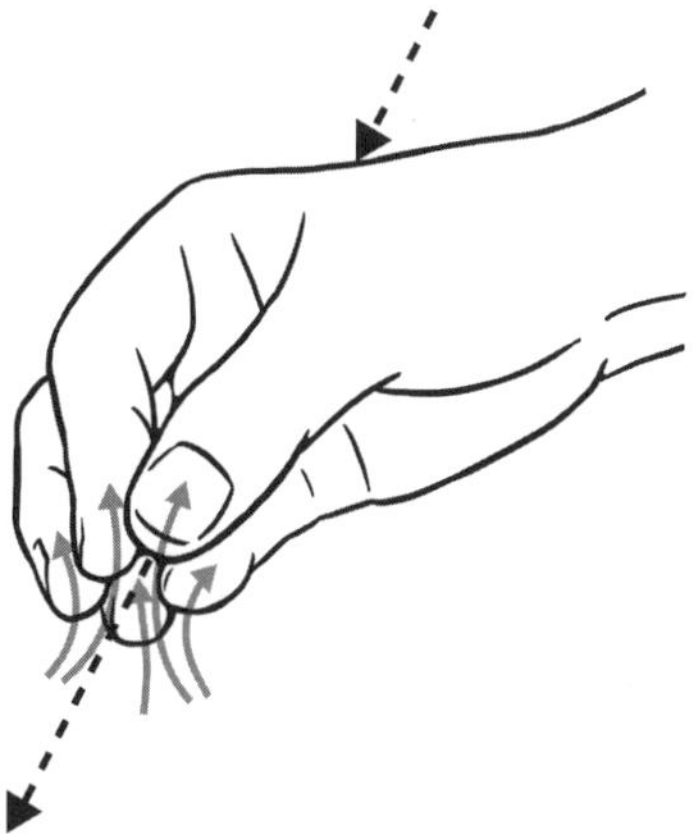

図6

れた手の、労宮からの気が治療し周辺の邪気は指先の気が治療するらしいのです。

臨床での事実だけを言うと、気の鍼で真のツボを狙うよりも図6の手の形を作ってツボに当てる方が効果が大きいのです（図6をご覧ください）。図の五本の指の先端で囲まれた隙間から労宮の気が送り込まれるのです。

⑤ 脳の気功

ずいぶん以前からぼんやりとした疑問がありました。耳たぶに全身のツボがあるといわれます。さらには足裏に全身のツボがあるといわれます。掌にも、顔面にも全身のツボがあるといわれます。いったいどうなってんだと思っていました。本格的にツボ療法を始めると、疑問が切実なものとなりました。

思いついた唯一の回答は、経絡やツボはいったん脳が集約して、それを体のあちこちに分配している、でした。すでに脳の内部の邪気を察知できるようになっていましたので、どこかの経絡とツボとが浮き出ている患者の脳を見てみると、たしかに浮き出ている経絡に対応して脳のある部位に邪気を察知できます。脳の場合、立体的につまり深さまで察知できますので、その部位を標的にして、図6の手で四方八方から気を送ってその邪気を消してみました。なんだかガンマーナイフを使っているみたいです。脳の邪気が消えると経絡もツボも消えますので、仮説に合致します。体の他の部分にハッキリとした経絡が現れていないパーキンソン病でも、若干の症状改善が得られ服薬量の減量が可能になったりしました。

嬉しくなって、しばらくこの手技に熱中していましたが、完成した技法を連日行うのは飽きます。それにボクの臨床の姿勢は、技術移転です。一般人が活用できる技法の形にして移譲するのが最終目的です。図6の手の形はできても、脳の邪気の在処を同定できない人、しかも右手を使うか左手を使うかの判別ができない一般人にどのように技術移転できるか悩みました。

思いついたのは「下手な鉄砲も数打ちゃ当たる方式」です。先にお話ししましたように左手と右手では気の流れる方向が違いますので、頭皮から五センチほど離れた場所で両手を表裏を返しながら、しかも左右の手がそれぞれ勝手気ままに左右の脳を撫で回すようにするのです。「蛸踊りの気功」と名づけたこの動きは、奄美大島の六調や阿波踊りや江戸時代のお礼参りや踊る宗教の手の動きに似ています。ひょっとしたら古人が脳の気功の「気持ちいい」感触に導かれてあの手の動きを採用したのかもしれません。一〇秒ほどで確かな効果が得られます、頭がスッキリして目力が出てきます。欠点は疲れるので短時間しかできないことです。ともかく、患者が自分ででき、いつでも、どこでもでき、確実に効果のある方法ができて満足しました。

⑥ 全経絡の気功

経絡は脳に発すとの仮説をたて、脳から末梢へ経絡治療を行っていたボクは、従来の経絡・ツボ療法は末梢から中枢へ、さらには全身へ治療を行っていたのだと考え、両者を統合できれば心身一如の治療になるかもしれないと考えました。

もともとボクは革命より修正、根本より末梢を治療するのが性に合っています。小さな工夫のほうが好きです。「枝葉末節派」と自称しています。中枢から末梢へという治療の流れはなんだかまっとうすぎて、気が重いのです。そこで、以前廃棄した「手足合掌」と「体外のツボを重ねる」を再度登用しました。脳の邪気を消す作用や体の経絡を消す作用を確かめながら、試行錯誤して図7のような姿勢を発案しました（図7-1をご覧ください）。重要なのは左右の掌と足裏とが平行に向かい合っていることです。「労宮」と「湧泉」で気が流れやすくするのです。両者の間隔は拳一つぐらいがいいですが、気を察知できるようになると、丁度よい間隔を作れます。寝転んで行いますから、就寝時や目覚めのあとするのが便利ですし、疲れにくい姿勢ですから、五分でも一時間でもできます。

ただし、していると体のあちこちが凝っていて苦しいことに気がつきます。それは体への感覚

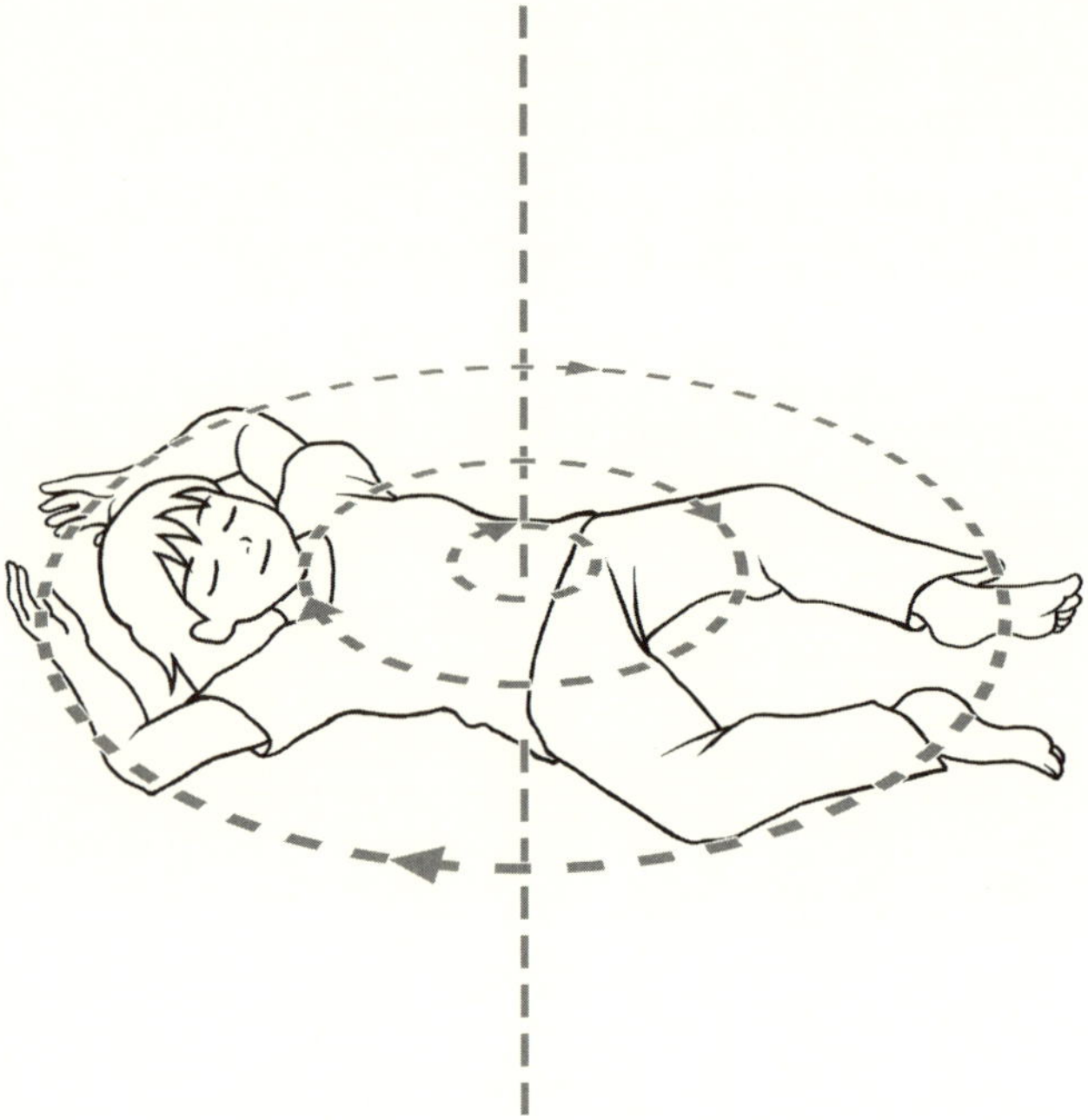

図7－1

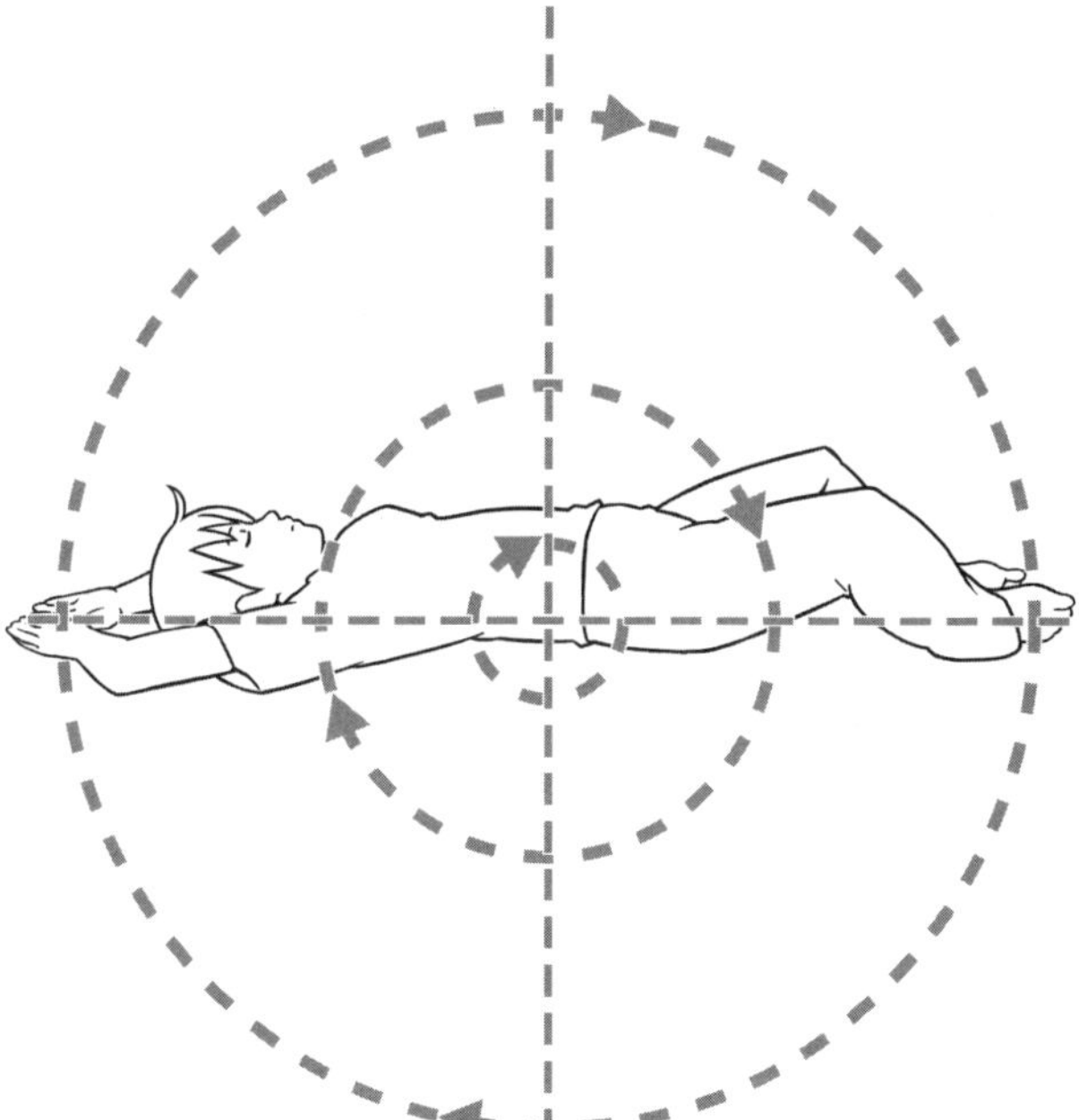

図7－2

が正常化した効果です。そのときはいったん姿勢を崩してグニャグニャ体操で凝っている部分をほぐしてから、基本の姿勢に戻ります。ほぐれているからだの部分は気の流れが良くなるので、繰り返すうちに体がほぐれて全身の経絡・ツボが癒されて消えますし脳もすっきりします。

筋肉や肩関節や股関節がほぐれるにつれて、下肢と上肢を伸ばした形でも掌と足裏の正対が保てるようになり、そのほうが全身の気の流れが良いことが分かります。そうなると、ちょうどアルファベットの大文字のHの形になります。これが完成形です。完成形になった人は、うつ伏せの姿勢でやれるようになります（図8をご覧ください）。ボク自身やってみると、うつぶせの方が効果が高いです。恐らく、人類の先祖である四足動物の姿勢に近いからでしょう。

この姿勢でいるときに、いろいろな悩みや心配や、ことに過去の心的外傷のことを思い巡らすと、それらに圧倒されずに直視できます。それとともに新鮮な考えや対処の工夫を思いついたりします。朝などは、布団のなかで前夜の夢について連想すると、治療者の要らない夢分析になります。ボクが長年夢見てきた「告白なき内省精神療法」が可能になりました。なお、全経絡の気功は処理された邪気を皮膚表面に集めますから、必ず「焼酎ブロ」を愛用してください。焼酎ブロについては『改訂 精神科養生のコツ』をご覧下さい。

この手技を指導していて二つの気づきがありました。一つは図7-1に点線で示している同心円です。気の流れは無数の同心円の集合を形成しており、命門（みぞおちの高さの背骨の位置）に収束します。そしてそこから天と地を結ぶ線に繋がっているとイメージすると何かに支えられ

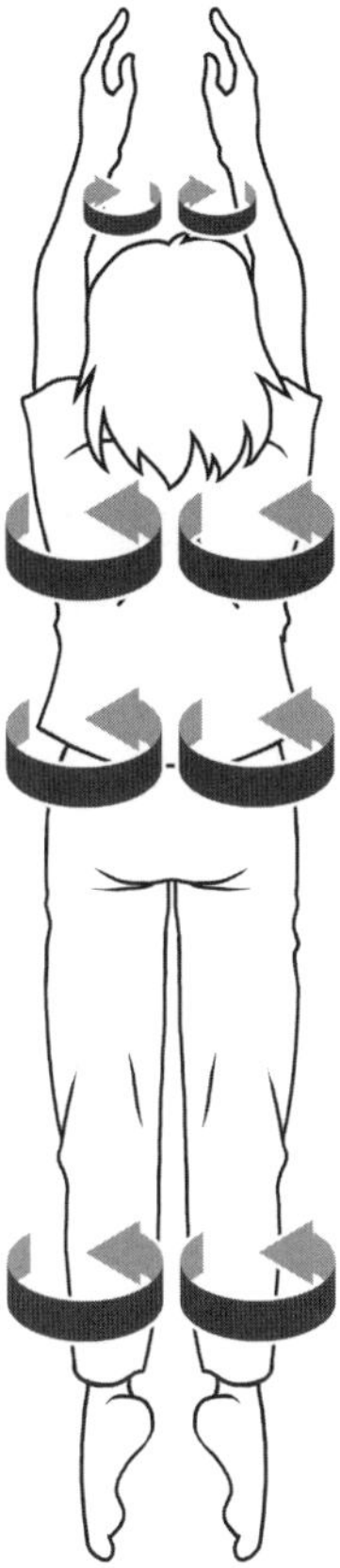

図8

ている気分が生じます。それだけでなく、縦方向にも同心円群が生じており（図7-2）、従来の気功で言う「小周天」も包含しています。まさに「全経絡の気功」なのです。

もう一つの気づきは、「左と右は異なる」のテーマに関連します。精神科の患者の体のなかにしばしば左右の歪みが見えます。それを修正すると、患者自身なにか心身の雰囲気がスッキリしたと感じます。歪みの方向は皆おなじです（図8をご覧ください）。気を送って矢印のように回転させるのです。面白いのは、脳では反対方向の回転になることです。なにか理由があるのでしょうが分かりません。

「全経絡の気功」は「人生の気功」のほとんどの作用をカバーしていますから、「人生の気功」の出番は少なくなりました。ただ、「全経絡の気功」は自分でする方法ですから、重症の人や子どもでは無理です。それに、「人生の気功」は家族や友人が病者を助けようとして共同作業をする雰囲気が生み出されますから、特有の適応はあるわけです。

⑦「告白なき内省精神療法」再考

これは、精神治療者としてのボクが、一貫して求めてきた技法です。ついにそれが完成したいま、従来の「告白を介する内省」との比較、をしておくのがいいでしょう。従来の技法では、内省で得た材料が告白され、二人で検討する共同作業に付されます。共同作業の効果で、内省は深化し、認知の広がりも生じます。そして何より、関係を生きる能力が育成されます。しかし、重症な症例は複数の、悲惨な、「関係での傷」を背負っています。告白の前提となる治療者への信頼が困難です。告白には勇気が必要ですし、関係に支えられて勇気が出せます。したがって、重症の症例では、治療者に多大の関係維持能力が要請されます。生身でその要請を果たせない治療者のために、いろいろな技法が生み出されています。

「告白なき内省精神療法」もそうした技法の一つに過ぎません。とりあえず、自己開示のための勇気を必要とせず、関係への不安や不信を容認し、関係維持能力の貧しい治療者でもなんとか役立つための工夫です。治療者としての意欲さえあれば、一人で内省の作業をしている患者を見守り、静かな応援を送ることはできます。一人での内省は心細く不安です。その不安を和らげるのは、治療者の静かな応援と、「全経絡の気功」がもたらす脳の沈静化です。患者に起こっているのは、直面化です。直面化と体験の客観化を経て、内界の圧倒する迫力が薄れると、患者は選別しながらの自己開示と、治療者とのほど良い関係水準を展開できるようになります。そこから、従来の「告白を介する」対話精神療法に進むか否かを、納得しながら選択できるでしょう。自らどちらかを選択できるようになる、それが、「告白なき内省精神療法」の効果判定基準です。

第十三章　終末期医療から

生い立ちのところでお話ししましたように、とても虚弱な子でしたから、家族全員がボクの健康を気にしていましたし、幼いボクもいつも死の恐怖がありました。「ああ、人間はなぜ死ぬのでしょう。生きたいわ、千年も万年も生きたいわ」　川島浪子のセリフをどこかで読んで自分を重ねたのは敗戦前ですから、小学一、二年生のころです。以来「死」はボクの中心のテーマでした。

成長するにつれ、死は皆に等しく訪れるのであり、浪子のセリフの哀切は納得できない死のせいだと考えるようになり、「納得できる死」はどのようにして得られるのかがテーマとなりました。精神科医になったとき「死の臨床」をしたいと思いました。しかし、もう一つの関心事である「表と裏」のテーマに関わって、その道を歩いてきたことについてすでにお話ししました。ただし、その流れのなかでも、自死や運命への納得などの関連テーマについて考える機会はありました。十年ほど前から「緩和ケア」の研究会に参加したり、ホスピスの院長と交流が始まったりして、長年のテーマに取り組む機会が増えました。

この領域は「技」という概念には馴染みにくい、むしろ技を持ち込むべきでない領域であるような気もしますが、納得できる死を現場で考え・工夫するためのアイデアは、「技」の一種と見なしても良いかもしれません。

『「現場からの治療論」という物語』はボクの古希記念出版です。その骨子は、ヒト種が自在性を求めて概念言語を創出してそれが「精神＝ファントム」の原基となり、「からだ」を支配するようになった、人の栄光と悲劇はここに発する、というものです。いまにして思えば、この図柄が生み出されるには「納得できる死」を模索するボクの無意識が大きく作用していたのでしょう。「納得は精神＝ファントムの領分」「死はからだの領分」です。

しかし、ここで立ち止まって考えると、「死」は概念言語が命名によって作り出した仮象です。命名して繰り返し注目されることで大きな像となっているのであり、実在するのは「生きている日々が終わる」ことなのです。ファントムは「死」という命名でからだの実在を疎外し、ついで「ファントムによる死の克服」という形で二重にからだを疎外しているのです。殉教はその典型です。

しかし、ファントムが使うエネルギーはすべてからだ由来ですから、ファントムの用いる「克服方策」にはからだの影が忍び込んでいます。それらを意識的に用いることで「克服の手立て」がより力強いものとなりうるなら、その工夫を「技」と呼んでも良いでしょう。

一　遺す

生の終わりを意識するようになると、いろんなものを遺したいという欲求が湧いてきます。形あるものや形のないものやいろいろです。ボクがこの本を書いているのもそれですが、本を残したいわけではなく、技や考えを自分の分身として遺したいのです。

「遺す」はからだが子孫や遺伝子を遺すことで自己の一部の永続を図る本能の「影」です。ファントム版です。総じて、物質は生の終わりに遺すには頼りなさがあります。物質は必ず消滅する宿命にあると無意識が知っているからです。ファントムは本来、物質でないからこそ、不滅のイメージを託しやすいのです。

そう考えると、死に臨んでの方策が生まれます。物品よりことばを遺すことが一番です。死に臨んではことばを残すようにしましょう。送る人はことばを乞い、大切に受け取ることにしましょう。それは双方にとって、確かな幸せをもたらします。

良いことばでなく、呪詛や恨みであってもそれを表出して誰かに受け取ってもらうことは幸せな体験でしょう。受け取った人も良い気分でなくとも、自分のファントム人生が充実したとの感興が残るはずです。

二　絆

ヒト種は群れ動物ですから、絆への志向は根源的なものです。殉教ではすべての現世の絆を断ち切って大いなる存在との絆を支えとしますが、実在物が無い分それだけイメージが膨らんだものとなりましょう。

また絆の原初形は「触れ合い」です。いまでは概念言語として抽象的に用いられることも多いですが、いのちの終わりに際しては、絆の原初の形すなわち「互いに」皮膚が触れ合うことが有用でしょう。つまり、触覚が最重要感覚です。一緒の写真を互いに持っているのはやや抽象化されていますが、その場合も、互いに頬っぺたが触れ合っている写真が好ましいでしょう。

少し丁寧に考えると、絆とは実体ではなく、双方向性の「絆イメージ」がかもし出す雰囲気であり、雰囲気が実体なのでしょう。そして、雰囲気の記憶が、不滅のファントムなのです。そう考えてみることは心を耕すでしょう。

三　進歩

ヒト種は常に工夫し前進してきました。ファントムを生み出したのも画期的進歩です。前向き、工夫、好奇心、日々新た、などはすべてからだの志向に由来しているファントムです。

ライオンに襲われたシマウマが懸命にもがいているのを「死にたくない」のだと意味づけるのはファントムの投影です。シマウマはなんとか生き延びようともがいているだけです。生命の自然な営為です。

いのちの終わりに近づいてもがいている人、に接するとき、それをからだ由来の工夫や前向きの志向の表れと見て協力するのが正しいのです。一瞬の未来にも夢を託すのが、からだの志向を素直に反映したファントム、の志向なのです。

四　尊厳死

一から三、までのすべてが達成されて、それでも、からだのいのちを終えることを選択するとき、それは真の尊厳死です。

ヒトでない人としてのわれわれは、ファントムですから、そのファントムの最終選択は尊重されねばなりません。尊厳死を選択する人に接するときは、そこに到達した経緯を、一から三、までのすべてを駆使して納得しようと努めるのが正しいでしょう。

そうした触れ合いの結果、尊厳死が回避される場合がまれにありましょうが、そのような結果を期待して接してはなりません。相手と自分の尊厳を損なうことになります。

望ましい姿勢は、ひたすら学ぶ気持ちで対話することです。尊厳死はファントムの領域ですから、対話がふさわしい領域です。尊厳死に限らず、臨死の人に接する際は、学ぶ心持がふさわしいものです。必ず学べるからです。

おわりに

資質の凸凹という制約のせいで、いろいろな分野を諦めて、狭い一筋の道に縋って生きてきました。

個々の技の良否や真偽はともかく、これしかできない宿命や運命を、「これをやろう」と思い定め、専ら内なる促しに従って歩むと、嫉妬や羨望に苦しむことが少なく、納得と安らぎの終末を迎えることができるようです。そうした一個の人生を例示できた歓びがあります。

「古人の跡を求めず　古人の求めたるところを求めよ」と芭蕉は諭したそうです。芭蕉の頭にあった古人とは西行でしょうか、万葉の歌人でしょうか、唐の詩聖でしょうか。

ボクの頭にあるのは、原始のシャーマン・ドクター、死んだ仲間に寄り添う獣、カタツムリを葉っぱに戻してあげる小児などです。医の根底にあることがふさわしい、ファントム以前の心根です。

芭蕉のことばは、古人に限らずだれしも、求める旅は到達なきままに、道半ばで終わると言っているのでしょう。

ボクは資質の凸凹、人としての未熟さ、そしてなにより技の未熟のせいで、幼児期いらい今日まで、多くの方々に負担と害を及ぼしてきました。おそらく残された人生も同じような歩みとなりましょう。

謝罪を籠めて、本書を捧げます。

神田橋條治

■参考文献

・神田橋條治『精神科診断面接のコツ』岩崎学術出版社、一九八四年（追補版一九九四年）
・神田橋條治『精神療法面接のコツ』岩崎学術出版社、一九九〇年
・神田橋條治『精神科養生のコツ』岩崎学術出版社、一九九九年（改訂版二〇〇九年）
・神田橋條治『発想の航跡　神田橋條治著作集』岩崎学術出版社、一九八八年
・神田橋條治『発想の航跡2　神田橋條治著作集』岩崎学術出版社、二〇〇四年
・神田橋條治『「現場からの治療論」という物語―古希記念』岩崎学術出版社、二〇〇六年
・神田橋條治『対話精神療法の初心者への手引き』花クリニック神田橋研究会、一九九七年
・神田橋條治『対話精神療法の臨床能力を育てる』花クリニック神田橋研究会、二〇〇七年

神田橋條治（かんだばし じょうじ）

1937（昭和12）年　鹿児島県加治木町に生まれる
1961（昭和36）年　九州大学医学部卒業
1962～1984（昭和37～59）年　九州大学医学部精神神経科、精神分析療法専攻
1971～1972（昭和46～47）年　モーズレー病院ならびにタビストックに留学
1984（昭和59）年より伊敷病院（鹿児島市）

[主著書・編著書]
『精神科診断面接のコツ』岩崎学術出版社、1984年（追補版1994年）
『精神療法面接のコツ』岩崎学術出版社、1990年
『精神科養生のコツ』岩崎学術出版社、1999年（改訂版2009年）
『発想の航跡 神田橋條治著作集』岩崎学術出版社、1988年
『対話精神療法の初心者への手引き』花クリニック神田橋研究会、1997年
『治療のこころ1－16』花クリニック神田橋研究会、2000－2010年
『発想の航跡２ 神田橋條治著作集』岩崎学術出版社、2004年
『「現場からの治療論」という物語―古希記念』岩崎学術出版社、2006年
『対話精神療法の臨床能力を育てる』花クリニック神田橋研究会、2007年
『ちばの集い1－4』ちば心理教育研究所、2007－2010年
『「本」を遊ぶ―神田橋條治書評集』創元社、2009年
『精神科における養生と薬物 対談』診療新社、2002年（共著）
『不確かさの中を 私の心理療法を求めて』創元社、2003年（共著）
『スクールカウンセリングモデル100例　読み取る。支える。現場の工夫。』創元社、2006年（共著）
『精神科薬物治療を語ろう―精神科医からみた官能的評価』日本評論社、2007年（共著）
『発達障害は治りますか？』花風社、2010年（共著）

精神医学《せいしんいがく》の知《ち》と技《わざ》

技《わざ》を育《はぐく》む

2011年5月25日　初版第1刷発行
2012年2月15日　　　　第2刷発行
[検印省略]

著者…………神田橋《かんだばし》　條治《じょうじ》
発行者………平田　直
発行所………株式会社　中山書店
〒113-8666　東京都文京区白山1-25-14
TEL　03-3813-1100（代表）
振替　00130-5-196565
http://www.nakayamashoten.co.jp/
装丁…………花本浩一（麒麟三隻館）
印刷・製本…図書印刷株式会社

Published by Nakayama Shoten Co.,Ltd.
ISBN978-4-521-73373-9　Printed in Japan